Muslime in Alltag und Beruf

Béatrice Hecht-El Minshawi

Muslime in Alltag und Beruf

Integration von Flüchtlingen

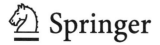 Springer

Béatrice Hecht-El Minshawi
interkultur
Bremen
Deutschland

ISBN 978-3-662-53374-1   ISBN 978-3-662-53375-8   (eBook)
DOI 10.1007/978-3-662-53375-8

Die Deutsche Nationalbibliothek verzeichnet diese Publikation in der Deutschen Nationalbibliografie; detaillierte bibliografische Daten sind im Internet über http://dnb.d-nb.de abrufbar

Umschlaggestaltung: deblik Berlin
Fotonachweis Umschlag: © Photographee.eu / Fotolia.com

Gedruckt auf säurefreiem und chlorfrei gebleichtem Papier

Springer ist Teil von Springer Nature
Die eingetragene Gesellschaft ist springer-Verlag GmbH Germany
Die Anschrift der Gesellschaft ist: Heidelberger Platz 3, 14197 Berlin, Germany

Widmung
Für eine langjährige gute Zusammenarbeit
Frau Dr. Kehl-Bodrogi gewidmet

In Gedanken an meine Mutter
und all die anderen,
die flüchten mussten!

Vorwort

Wir alle sind daran beteiligt, was in unserer Gesellschaft geschieht und wir sind auch verantwortlich dafür. Wer zu uns kommt und in unserem Land leben möchte, verändert nicht nur sein eigenes Leben sondern auch sein neues Umfeld. Wenn viele Personen bei uns unterkommen, kann das wie Kreise, die sich im Wasser ausbreiten, Einfluss auf den Stadtteil, den Ort, die Region und schließlich auf unsere Gesellschaft, den Staat, die Kultur und die Wirtschaft haben. Gut so!

Wir können seit Jahrzehnten beobachten, dass Eingewanderte nahezu alle Institutionssparten und die Zivilgesellschaft beeinflussen und schließlich einige Politiker zum Nachdenken anregen und davon überzeugen, dass wir endlich ein Einwanderungsgesetz brauchen. Die ehemaligen Neuen gehören längst zu Deutschland.

Aber was ist deutsch? Wie deutsch sind wir als Gesellschaft und als Individuum, wenn wir so unterschiedliche Einstellungen und Lebensführungen haben? Wie deutsch sollen die neuen Mitmenschen werden? Sind wir uns darüber einig?

Fremdheit ist das Problem. Sie führt zu Sorgen bei vielen Menschen, die befürchten das ihnen Bekannte zu verlieren. Sie wollen nichts verändern und entwickeln Ängste, weil sie diffuse Informationen haben und sich Schlimmes vorstellen, was durch die vielen neuen Mitmenschen passieren könnte. Andererseits sind die Deutschen in diesem Jahrtausend toleranter geworden, obwohl auch zur gleichen Zeit fremdenfeindliche Äußerungen zugenommen haben. Aber auch Flüchtlinge haben falsche Bilder über unser Leben und Angst vor uns. Durch Kontakte stellen viele nach einer gewissen Zeit fest, dass wir zwar sehr verschieden sind aber gemeinsam leben möchten.

Unsere Gesellschaft benötigt jährlich viele neue Menschen, die uns zur Selbsterneuerung anregen können. Wir brauchen neue Fragen, neue Herangehensweisen, auf jeden Fall Veränderungen, um überleben zu können. Aber dafür sind die vielen Flüchtlinge nicht nach Europa gekommen, auch wenn sie zwangsläufig mit jeder politischen, sozialen, kulturellen und interkulturellen Frage, die durch sie entsteht, zur notwendigen Entwicklung und Modernisierung beitragen. Es kann längerfristig ihre große Lebensleistung für den Erhalt des Wohlstands unserer liberalen und pluralistischen Gesellschaft sein. Das wäre gut.

Zu Hause hießen sie Amira oder Ghulam, die Syrerin oder der Afghane. Hier heißen sie Flüchtlinge und wer genauer hinsieht, nennt sie die neuen Deutschen, die Migranten oder Exilanten, Schutzsuchende, Zuwanderer oder Arbeitssuchende usw. Sie alle werfen Fragen auf, weil sie anders aufgewachsen sind als wir, mitunter anderen Normen und Werten folgen, andere Erfahrungen mitbringen. Alles, was sie und uns befremdet, muss für das Zusammenleben erst ausgehandelt werden. Von beiden Seiten mit Rücksicht und Verständnis für das jeweils Andere und zu den Regeln, die im Gastland gelten. Hier gelten unsere!

Sie haben den beschwerlichen Fluchtweg auf sich genommen, um sich und ihre Familie zu retten. Auch die, die alleine gekommen sind, wünschen sich ein besseres Leben. Die meisten träumen von einer Ausbildung und von Arbeit und davon, die Familie nachkommen zu lassen oder zumindest Geld nach Hause zu schicken. Das ist in jeder Einwanderungsgesellschaft so und üblich in Migrantengruppen.

In Deutschland leben seit 50 Jahren Muslime, wir könnten an sie gewöhnt sein. Waren sie uns zuerst fremd, wurden sie über vielfältige Kontakte vertrauter. Viele der Geflohenen sind wieder Muslime. Sie kommen aus verschiedenen Ländern Asiens und Afrikas, gehören sehr unterschiedlichen islamischen Richtungen an und sind liberal, sehr gläubig oder auch ultraorthodox. Das allein macht schon ihre religiös-kulturelle Vielfalt aus. Darüber hinaus spielt ihr soziales Umfeld eine Rolle: Welcher Ethnie und Generation gehören sie an? Lebten sie zu Hause großstädtisch oder ländlich, modern oder konservativ, arm oder reich, hatten sie das Glück, gebildet und ausgebildet zu sein? In diesem Praxisbuch lesen Sie zwei Fluchtgeschichten, deren Personen unterschiedlicher nicht sein könnten.

Die meisten Flüchtlinge sind auf ihrem Weg, neue Deutsche zu werden. Dabei treffen sie auf Menschen, die ihnen beistehen, eine Richtung zu finden um ihren Weg zu erleichtern. Es gelingt nicht immer zufriedenstellend. Manchmal doch, wenn sie grundgesetzkonform leben, ausgebildet werden und arbeiten können. Dann spielt auch die kulturelle und religiöse Lebensführung keine Hauptrolle mehr. Integration ist eine Riesenanstrengung – für beide Seiten.

Die Akteurinnen und Akteure, ob haupt- oder ehrenamtlich, versuchen im engen Rahmen der politischen und administrativen Möglichkeiten ihr Bestes. Einige von ihnen kommen in diesem Buch zu Wort. Ihr Engagement für die Geflohenen und Migrierten ist ehrenwert. Doch reicht das aus?

Wer sich mit Fluchtgründen auseinandersetzt, das sollte dringlich geschehen, und sich mit Migration in Deutschland, Europa oder in anderen Ländern beschäftigt, kommt nicht an dem Thema „gerechtere Gesellschaftsordnung" vorbei. Dazu beizutragen, ist das Ziel vieler Initiativen, die sich auf demokratischem Wege zur Achtung der Menschenrechte und Solidarität und zur Zivilgesellschaft hier und in anderen Ländern einsetzen. Es gäbe viel weniger Flüchtlinge, wenn es gelänge, die Kluft zwischen Rechtlosen und Privilegierten, zwischen Armen und Reichen abzubauen und so Kriege zu verhindern.

Dieses Buch soll dazu beitragen, über Informationen und Aufklärung Fremdenfeindlichkeit vorzubeugen und Ängste abzubauen. Es soll Leserinnen und Leser dazu motivieren, sich auf die Fluchtgeschichten zweier Personen einzulassen und durch die Berichte der Hauptamtlichen und freiwillig helfend Tätigen einen Einblick in ihre Arbeit zu bekommen. Wer aber bereits in der Flüchtlingsarbeit tätig ist, wird sich in diesem Praxisbuch über die zahlreichen Informationen über „den Islam" und „die Muslime" freuen und besonders über jene Teile, die zur Selbsteinschätzung in der Arbeit mit muslimischen Flüchtlingen, Migranten und Exilanten, Schutzsuchenden, Zuwanderern und Arbeitssuchenden ermuntern. Denn wenn ehrenamtliche und hauptamtliche Akteure frustriert werden und die Arbeit mit den neuen Deutschen nicht weiterführen, schaffen wir das nicht.

Béatrice Hecht-El Minshawi
Bremen, im Herbst 2016

Kurzvita

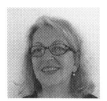 **Dr. Béatrice Hecht-El Minshawi** ist seit 40 Jahren Expertin für interkulturelle Beziehungen und Autorin zahlreicher Publikationen. Sie war in vielen Ländern tätig und ihr Interesse ist die kulturelle Vielfalt von Personen und deren Lebensräume.

Sie stammt aus einer international verteilten und kulturell diversen Familie. Bevor sie Sozialwissenschaften (Psychologie, Philosophie, Pädagogik, Soziologie) mit Schwerpunkt Interkulturelle Kompetenz und Internationalisierung studierte, absolvierte sie zwei praktische Berufsausbildungen. Parallel zum Studium gründete sie ihr Beratungsinstitut *interkultur* in Bremen.

Inhaltsverzeichnis

Einführung

© Springer-Verlag GmbH Deutschland 2017
B. Hecht-El Minshawi, *Muslime in Alltag und Beruf*,
DOI 10.1007/978-3-662-53375-8_1

Was sie nicht kennen, befeinden die Menschen.
(Aus dem Arabischen)

Die große Anzahl der Flüchtlinge, der Migranten und Exilanten, der Schutzsuchenden, der Zuwanderer und Arbeitssuchenden, die ihre Heimat verlassen haben in der Hoffnung, woanders ein neues, sinnvolles Leben in Frieden zu finden und schließlich in Deutschland eintreffen, bewegen uns alle in dieser Republik. Die meisten von ihnen kommen aus islamischen Gesellschaften, so aus Syrien, Irak und Libyen, aber auch aus Afghanistan, Pakistan und Iran auf der einen Seite dieser Länder, und aus Marokko, Algerien und Tunesien auf der anderen Seite. Außerdem kommen noch Flüchtlinge aus Mali und Nigeria, Äthiopien und Eritrea, Somalia und Gambia.

Weltweit sind laut dem neuesten UNO-Bericht etwa 65 Mio. Menschen auf der Flucht, mit einem Anstieg um 10 % im letzten Jahr. Die Hälfte der Menschen, die unterwegs sind, sind Kinder einer verlorenen Generation, manchmal schon in 2. Generation. Etwas weniger als zwei Drittel sind Binnenvertriebene, die anderen Flüchtlinge im Nachbarland oder in einem anderen Kontinent (UNO-Flüchtlingshilfe 2016). Bis sie zu uns kommen, haben sich die Familien aufgeteilt. Nur wenige Frauen erreichen Deutschland.

Deutschland, ein Magnet   2014 kamen rund 200.000 und 2015 etwa 2 Mio. Menschen nach Deutschland. Nicht alle wurden registriert. Viele wanderten auch ab, sodass laut Innenminister Lothar de Maizière (Spiegel online 2016) ein sogenannter Wanderungssaldo von etwa 890.000 Menschen bleibt und registriert ist. Und 2016 wurden bis Mitte September 210.000 registrierte Personen gezählt. Mehr als die Hälfte der Hiergebliebenen sind unter 25 Jahren und ein Drittel unter 16 Jahren. Deutschland ist ein Magnet, es ist seit Jahren ein Land, in Frieden und Wohlstand, in das zunehmend mehr Menschen, besonders aus europäischen Ländern einwandern und in das andere aus Kriegsländern flüchten. Jede Person hat ihren eigenen Grund und die, die geflohen sind, tragen ihre spezifische Fluchtgeschichte mit sich. Wenn wir es international nicht schaffen, die Probleme in den Fluchtländern zu lösen, fliehen weiterhin die Menschen und einige davon zu uns. Viele sind Muslime.

Weil es in diesem Buch auch um Fluchtgründe geht und wie Flüchtlinge es geschafft haben zu kommen, und weil Flüchtlingshelferinnen und -helfer auch mit den Erlebnissen der Geflohenen umgehen müssen, stelle ich exemplarisch zwei Personen vor, Amira aus Syrien und Ghulam aus Afghanistan, die sich nach ihrer Flucht in Süddeutschland trafen und mir ihre Geschichte anvertrauten.

1.1   Amira aus Syrien, 1. Teil

„Amira?", fragte ich nach. Ich war überrascht, nach so vielen Jahren ihren Namen zu hören. Ihre tiefe Stimme, auch wenn sie jetzt zitterte, half mir, mich an sie zu erinnern. Das musste Amira sein und es musste einen wichtigen Grund geben in dieser Zeit, in der sich ihr Land auflöste, mich anzurufen. „Amira, bist du es? Ich kann dich schlecht verstehen. Wo bist du?" Noch bevor das Gespräch unterbrochen wurde, fiel mir an den Sprechverzögerungen auf, dass sie mich von einem Handy aus angerufen hatte. Doch woher wusste sie meine Telefonnummer? Hatte ich sie ihr damals, als wir uns kennenlernten, gegeben? Stundenlang lag der Hörer neben mir, um Amira nicht zu verpassen, sollte sie mich noch einmal kontaktieren. In der Nacht klingelte es wieder. Das musste sie sein, wer sonst sollte mich mitten in der Nacht anrufen? „Ich komme, aber … Syrien verlassen … " „Sprich lauter und wiederhole es! Was hast du gesagt?" rief ich ins Telefon und rannte mit dem Hörer ans Fenster, um mit Amira einen besseren Kontakt zu bekommen. Aber es half nichts, wir wurden unterbrochen. Amira plante also, Syrien zu verlassen und nach Deutschland zu kommen. So hatte ich sie verstanden.

Ich dachte an die junge Frau aus Damaskus, die ich vor vielen Jahren in einem Ausbildungsprogramm, in dem ich für das Modul Interkulturelle Kompetenz verantwortlich war, kennengelernt hatte. Sie war sehr wissbegierig und extrovertiert und wollte, nachdem sie an der Universität International Business studiert hatte, noch an mehreren Trainingsprogrammen in diversen Ländern teilnehmen. Viele junge Leute überall auf der Welt studierten und studieren noch immer International Business. Das Fach war Mitte der 1970er-Jahre modern und versprach, weltweit arbeiten zu können. Die Studierenden fühlten sich **in** und **an der Globalisierung** teilnehmend. Damals fragte niemand nach den Konsequenzen, die dieses ökonomisch-kapitalistische Globalisierungsnetz, das um die Welt gesponnen wird, längerfristig anrichten würde.

Modern und selbstbewusst

- **Ein bunter duftender Vogel**

Die junge Syrerin war damals ziemlich modebewusst. Sie trug bunte Kleider aus teuren Stoffen, auffallenden Goldschmuck und liebte ein orientalisches Parfüm, das nach Moschus und Sandelholz roch und das sie sehr ausgiebig benutzte. Sein schweres Aroma lag immer in der Luft und war bisweilen, wenn ich länger in ihrer Nähe sein musste, unerträglich. Amira fiel in mancherlei Hinsicht auf: Ihre schwarzen Pupillen, die sie mit Kajal um die Augen betont hatte, funkelten hinter einer schwarzrandigen Brille umso mehr.

Offensichtlich musste sie sie immer tragen. Aber Amira fiel auch durch ihre gute Allgemeinbildung und Herzenswärme auf. Sie war sehr hilfsbereit und immer bestrebt, den Kolleginnen und Kollegen zu helfen, die es sprachlich schwieriger hatten, am Thema der Schulung teilzunehmen.

Die älteste Tochter einer wohlhabenden Familie wollte in ein paar Jahren das Unternehmen ihres Vaters übernehmen. Mit was der Vater handelte, wusste ich nicht mehr. Vielleicht Trockenfrüchte, Olivenöl und Seife? Die Familie lebte in Aleppo, während die ehrgeizige Amira 350 km entfernt in der Hauptstadt ihren Studien nachging. Die Eltern hatten ihr vertraut und ließen sie mit anderen Studentinnen zusammenleben. Allerdings musste Amira einmal in der Woche ihre Tante, die auch in Damaskus lebte, treffen, die wiederum ihre Eindrücke an Amiras Vater berichten sollte.

Die junge Frau war mit einem Bauingenieur aus Aleppo befreundet, den sie nach der Beendigung der Ausbildungen heiraten wollte. Ihre Eltern hatten damals noch keine Ahnung von dieser Liebe, erinnerte ich mich. Die beiden müssten also längst verheiratet sein, dachte ich in der Nacht, wahrscheinlich Kinder haben und Amira wird das Familienunternehmen leiten. Dann muss sie möglicherweise nicht alleine fliehen, tröstete ich mich für sie, im Gedanken an so eine Strapaze. War die Frauenstimme am Telefon wirklich Amira?

▪ Greetings from Amira

An einem Donnerstag im späten Sommer 2015 lag ein zerknitterter Zettel im Postkasten: „Greetings from Amira". Amira war hier! Vor eineinhalb Jahren hatte sie mich angerufen und seitdem hatte ich nichts mehr von ihr gehört. Ich konnte mich an ihren Familiennamen nicht erinnern und auch nicht an das Jahr, in dem wir uns das erste Mal trafen. Ich kramte die alten Seminarunterlagen hervor, um auf einer der Teilnehmerlisten schließlich ihren Nachnamen zu finden.

In keiner Flüchtlingsunterkunft konnte ich die Syrerin finden, stattdessen aber Ghulam, einen afghanischen jungen Mann, der sich vor 11 Monaten mit zwei Freunden von Kabul aus auf den Weg nach Deutschland gemacht hatte. Ziel war sein Cousin, der schon lange in Norddeutschland lebte. Amira hatte unterwegs Ghulam getroffen. Da waren sie beide schon in Deutschland. Sie kamen zufällig ins Gespräch, konnten sich „mit Händen und Füßen verständigen", wie er mir später erklärte. Normalerweise bleiben Syrer und Afghanen und auch die anderen Flüchtlingsgruppen unter sich, denn Flüchtlinge versuchen in ihrer Sprachenfamilie zu überleben. Ghulam erwähnte ihr gegenüber sein Ziel, wohin es ihn trieb und

Amira gab ihm den Zettel „Greetings from Amira" mit, den er mir überreichen sollte.

In diesem Buch wird von der Begegnung mit Frauen und Männern aus islamischen Gesellschaften berichtet. In erster Linie meine ich die Begegnung von Helferinnen und Helfern in der Arbeit mit muslimischen Flüchtlingen, die sich hier integrieren möchten, so wie Amira und Ghulam. Es geht um das Zusammentreffen mit Muslimen, privat und beruflich, hier oder auch in islamischen Ländern. Auch Personen, die in islamische Länder reisen, finden ausreichend Informationen, um ihnen ihren Aufenthalt dort zu erleichtern. Wer das Weltgeschehen beobachtete, konnte seit langem ahnen, dass es zu einer großen Wanderungsbewegung kommen würde und deshalb war ich nicht erstaunt, als 2015 viele Menschen aus dem Nahen Osten und Afrika kamen. Überrascht hat mich dennoch, dass sich innerhalb weniger Monate so viele auf den Weg machten. Das war der für uns sichtbare Beginn gewaltiger Bewegungen. Wir werden es mit weiteren Flüchtlingen, besonders aus Afrika zu tun bekommen, die wegen der Klimaprobleme ihre Heimat verlassen müssen. Auch diese Auswanderung hat bereits begonnen.

Weltgeschehen – mehr Flüchtlinge

1.2 Ghulam aus Afghanistan, 1. Teil

Es wurde ein langes Gespräch mit Ghulam, nicht nur über sein Leben im Hazaratschat in Afghanistan, dem Land, in dem ich Anfang der 1970er zwei Jahre gelebt hatte, sondern auch darüber, was ihm Amira unter Tränen berichtet hatte. „Wie geht es Amira? Ist sie allein oder mit ihrer Familie und wo ist sie?", wollte ich wissen. „Nun erzähl schon, wie geht es ihr?", drängte ich den Afghanen ein wenig und merkte, dass meine Farsi-Kenntnisse in den letzten 45 Jahren sehr rudimentär geworden waren.

Der Mann aus dem Tal

Ghulam schilderte seinen Eindruck über eine zutiefst erschütterte Frau, die in keiner Weise jene Amira sein konnte, die ich kennengelernt hatte. „Amira ist mit einem Mann verheiratet, der in Aleppo sein eigenes Ingenieurbüro hatte", wusste Ghulam und erwähnte in diesem Zusammenhang, dass er froh sei, sich mit einem Freund, unverheiratet und ohne eigene Kinder, auf den Weg gemacht zu haben. „Es ist nicht nur eine Unterstützung, gemeinsam zu fliehen, es kann in der Not sehr traumatisch werden!" Der junge Mann spielte nervös mit seinen Fingern und blickte durch das Fenster in die Ferne, in eine Erinnerung, aus der ich ausgeschlossen blieb.

Amira hatte also zwei Kinder und war Geschäftsführerin in der Firma ihres Vaters. So weit, so gut, dachte ich. Alles ist so gelaufen, wie sie sich es gewünscht hatte. „Sie waren in Ägypten und von dort aus sollte es mit dem Boot nach Europa gehen. Sie wurden angeschossen, das hatte sie noch erwähnt. Ihr Mann sollte vorausgehen, die Familie wollte nachkommen. Nach einer Weile hörte Amira nichts mehr von ihrem Mann und machte sich mit den Kindern auf den Weg." „Was ist mit den Kindern? Wie alt sind sie?" „Ich weiß es nicht, ich habe keine Kinder gesehen."

Mehr wusste Ghulam nicht, trank seinen Tee aus und verabschiedete sich. Zurück geblieben resümierte ich die letzten Jahre, um die politischen Verhältnisse im Nahen Osten, um Amiras Aufbruch einzuordnen. Ich erinnerte mich an den Frühsommer 2012, als die Schlacht um Aleppo durch syrische Regierungsrebellen begann. Kampfhubschrauber flogen im Tiefflug über die Dächer der Stadt, in der damals 2,5 Mio. Menschen lebten. Ich hatte Amira vergessen.

Mehr über Amira und Ghulam erfahren Sie später, ▶ Kap. 3 und ▶ Kap. 7.

1.3   Menschen sind verschieden

Verhaltensweisen, religiös?

Nicht alle Menschen in Europa sind Christen, nicht alle im Orient Muslime und nur 30 % der Muslime sind arabisch, andere sind z. B. Perser, Afghanen oder Berber. Juden, Christen und Muslime haben ähnliche orientalische Wurzeln, entwickelten aber unterschiedliche kulturelle Traditionen, geschriebene Regeln und deren Interpretationen. Nicht alle Verhaltensweisen sind religiös bedingt, auch wenn wir sie mit dem Islam in Verbindung bringen.

Seit Langem suchen Muslime einen Weg in die Moderne und sind noch unterwegs. Seiner Disposition entsprechend, könnte sich der Islam durchaus gut an andere Religionskonzepte anpassen. Gelebt jedoch wird er von Menschen, die ihn im Kontext ihrer soziokulturellen und männlich-dominanten Lebenssituation interpretieren. Zum Leid vieler liberaler Muslime, die gerne einen aufgeklärten Islam leben würden.

Mainstream-Islam

Nicht alle muslimischen Flüchtlinge sind streng religiös, fundamentalistisch oder radikal. Es gibt sehr viele liberal denkende Personen, die Sehnsucht nach einer neuen und alltagstauglichen Interpretation ihrer Religion haben. Aber auch andere, die den fundamentalistisch-patriarchalen und puritanischen Wahhabismus, eine Interpretation des sunnitischen Islam, der in Saudi-Arabien Staatsreligion ist, als den angeblich wahren Islam vertreten. Die meisten aber folgen dem sogenannten Mainstream-Islam, was ein diffuser

Begriff für das Verhalten einer Mehrheit der Muslime ist, und nutzen ihre Religion als soziokulturelle Lebensform im Alltag.

Vergleichen wir den Moralkodex und die daraus resultierenden Verhaltensweisen von Muslimen von liberalen bis hin zu buchstabengläubigen einerseits oder von jenen, die z. B. aus Vorder- und Mittelasien, Südost- und Zentralasien, arabischen und afrikanischen Ländern kommen oder in Amerika und Europa leben andererseits, können wir selbstverständlich große kulturelle Unterschiede entdecken. Dennoch haben sie etwas gemeinsam: die islamisch-religiösen Wurzeln.

In der Begegnung zwischen Menschen treffen Wertemuster aufeinander und es kommt immer auch darauf an, wie offen wir uns begegnen und welche Bilder und Meinungen uns leiten. Vor einigen Jahrzehnten noch sahen die meisten Deutschen Omar Sharif in den Arabern, denen sie begegneten. Er war nett, attraktiv, redegewandt, ein Charmeur. Araber galten als geheimnisvoll und exotisch. Vom Leben der Muslime wusste man hier noch wenig. Sie wurden fälschlicherweise Mohammedaner genannt. Heute denken wir in Begegnungen schnell an Osama bin Laden und reagieren skeptisch. Diesen Namen sind wir eher gewohnt als Abu Bakr al-Baghdadi, den Namen des Anführers des sogenannten Islamischen Staates (IS).

Osama gegen Omar

Begegnen wir Flüchtlingen und Migranten geht es auf beiden Seiten um die Wertemuster, die uns zu Verfügung stehen und um kulturelle Gepflogenheiten des Landes, in dem man sich begegnet, die reflektiert und verdeutlicht werden müssen. Zufriedenstellend wird ein kulturelles Zusammenspiel dann, wenn die Belange und das Verhalten aller Beteiligten geschickt berücksichtigt werden. Das Erlernen und das Antizipieren des anderen kulturellen Verhaltens stehen dabei im Mittelpunkt. Das ist leicht gesagt, aber schwer durchzuführen, besonders jetzt, wo wir es hier in kurzer Zeit mit einer großen Anzahl von Flüchtlingen zu tun bekamen. Für viele Deutsche waren es zu viele Flüchtlinge auf einmal und davon zu viele männliche Muslime, die zu uns kamen. Dass es nicht nur in wenig aufgeklärten Kreisen zu Gegenbewegungen kam, darüber müssen wir uns nicht wundern.

„Wir alle nutzen das Gegenüber und die Anderen", schrieb Edward Said (1978), „um unsere Identität zu festigen, in dem wir erkennen, wie anderes wir selbst sind. Jede Generation und jede Gesellschaft kreiert ihre eigenen Anderen." Weil unter den Menschen, die zu uns kamen, viele Muslime sind und weil ich immer öfter gefragt werde, wie bestimmte Verhaltensweisen in der Begegnung mit ihnen einzuschätzen sind, habe ich dieses Buch geschrieben.

Andere sind anders

1.4   Um was geht es in den einzelnen Kapiteln?

Nachdem ich im **1. Kapitel** Amira und Ghulam vorgestellt habe, beschreibe ich im **2. Kapitel** die Situation von Personen, die in der Flüchtlingsarbeit tätig sind. Hier geht es um ihr Engagement und um die Arbeitsverhältnisse, um Grenzsituationen und Hilfsangebote, um ihre Arbeit zu erleichtern.

Das **3. Kapitel** befasst sich mit dem Zusammenbruch im Orient und warum sich so viele Menschen, wie etwa Amira und Ghulam auf den Weg gemacht haben. Davon zu wissen, kann die Arbeit mit Flüchtlingen erleichtern.

Mit den Bildern, die wir von Geflohenen und Vertriebenen aus dem Vorderen Orient und Nordafrika haben, und wie Flüchtlinge uns begegnen beschäftigt sich das **4. Kapitel**. Beschrieben wird die Entwicklung und Bedeutung kulturellen Verhaltens im Allgemeinen.

Weil die meisten muslimischen Flüchtlinge den konventionellen, kaum reflektierten Mainstream-Islam leben, stelle ich im **5. Kapitel** die Grundzüge der islamischen Lebensethik vor, sodass Helfende in der Flüchtlingsarbeit gegebenenfalls verstehen und einschätzen können, welchen Überzeugungen diese muslimischen Flüchtlinge in ihrem Alltag folgen.

Das **6. Kapitel** beschäftigt sich mit den familiären Verhältnissen in den Herkunftsländern der Flüchtlinge und Migranten, und damit wie der traditionelle Islam das Leben der Menschen bezüglich Autorität und Sexualität prägt.

Das **7. Kapitel** schließlich beschreibt das Leben der Flüchtlinge in Deutschland und wie durch Interkulturelle Kompetenz das Zusammensein respektvoller gestaltet werden kann. Hier erfahren Sie mehr über Ghulam und Amira und über ihren Mann Mahmoud. Außerdem präsentiere ich Listen mit Tipps, die die Zusammenarbeit mit Muslimen erleichtern können, egal ob in der Sozial- und Bildungsarbeit oder in Ausbildung und Beruf.

Gedanken zum Schluss und Meinungsbilder aus einer Diskussion bilden das **8. Kapitel**.

Literatur

Said E (1978) Orientalism. Vintage Books, New York

Spiegel online (2016) Innenminister de Maizière. 2015 kamen 890.000 Flüchtlinge nach Deutschland. www.spiegel.de/politik/deutschland/fluechtlinge-2015-kamen-890-000-schutzsuchende-nach-deutschland-a-1114739.html. Zugegriffen: 30.09.2016

UNO-Flüchtlingshilfe (2016) Global Trends - Jahresbericht 2015. https://www.uno-fluechtlingshilfe.de/fluechtlinge/zahlen-fakten.html. Zugegriffen: 14.09.2016

Helferinnen und Helfer in der Flüchtlingsarbeit

© Springer-Verlag GmbH Deutschland 2017
B. Hecht-El Minshawi, *Muslime in Alltag und Beruf*,
DOI 10.1007/978-3-662-53375-8_2

Geduld ist der Schlüssel zur Lösung aller Probleme.
(Aus dem Arabischen)

Marie H. war von Beginn an dabei. Zumindest mit ihrem Herzen, als sie 2014 beobachtete, dass immer mehr Menschen aus dem Nahen Osten und Afrika nach Europa kamen. Als sie Mitte des Jahres 2015 von den Flüchtlingsgruppen hörte, die unter Lebensgefahr versuchten über das Meer zu kommen, konnte sie die Bilder und Nachrichten im Fernsehen nicht mehr ertragen. Sie sortierte Kleider aus und eilte mit vollen Tüten zum Hauptbahnhof, um ihre Arbeitskraft anzubieten. Um solche Personen, die als Helferinnen und Helfer tätig sind, geht in diesem Kapitel.

Christenpflicht

Marie H. ist Verwaltungsangestellte mit einem 30-Stunden-Job, 35 Jahre alt und lebt allein. In ihrer freien Zeit wollte sie von nun an den Flüchtlingen helfen. „Warum machst du das?" fragte ihre Freundin. „Das ist doch Christenpflicht!" Mit dieser Aussage hatte sie ihr Engagement besiegelt. Am Hauptbahnhof traf sie die arbeitslose, 50-jährige Betty K., die allabendlich Thermoskannen mit heißem Tee und Kaffee und Kekse anschleppte. Dafür sammelte sie Geld in ihrer Familie und bei Freunden. Ihre beiden Kinder kümmerten sich abwechselnd um das Kochen der heißen Getränke. Betty ist eine Person, die nicht nach Regeln und Konzepten fragt, nicht nach Zuständigkeiten, sondern einfach anpackt. Sie sah die übermüdeten und frierenden Menschen und spendierte ihnen heiße Getränke. Sollen sich doch die anderen um den Medizincheck kümmern und den Platz in einer Notunterkunft.

Flüchtlinge sind verschieden

Marie H. stellte fest, dass die Flüchtlingsgruppen, die täglich in München eintrafen, hauptsächlich aus Afghanistan und Syrien, Irak und Libyen kamen und immer öfter auch aus Ländern nördlich und südlich der Sahara. Zuerst dachte sie, es wären nur Muslime auf der Flucht vor gewalttätigen Muslimen. Dann kamen auch Berber aus Nordafrika. Später merkte sie, dass „christliche Einzelpersonen und Familien mit Kleinkindern und Babys, die in ihren Ländern von fundamentalistischen Muslimen verfolgt wurden, unterwegs waren. Und viele unbegleitete männliche, wahrscheinlich muslimische Jugendliche, die von ihrer Familie geschickt wurden, weil sie in ihrem Land keine Perspektive mehr hatten." Marie H. hatte also gelernt, dass Muslime vor Muslimen Angst haben, dass nicht alle Muslime Araber sind und nicht alle Araber Muslime, dass in Syrien auch Christen leben, dass Frauen, die ein Kopftuch tragen, nicht Musliminnen sein müssen, sondern auch Jesidinnen und Christinnen sein können und dass Menschen, die südlich der arabischen Völker leben, sich nicht mehr ernähren können. Und es wurde ihr klar, dass zwar alle Personen, die kamen, Migranten sind, aber nur ein Teil von ihnen Flüchtlinge und Asylbewerber (▶ Kap. 7).

Freunde aus aller Welt

Phillip S. lebt in Hessen und hatte gerade sein Abitur gemacht, als er 2015 überwältigt von den vielen Menschen, die nach Europa eilten, seine Weltreise absagte und zu den Jugendlichen ging, die in einer Erstaufnahme untergebracht waren. Das Geld für seine einjährige Reise durch Australien hatte er zwei Jahre lang durch Nachhilfeunterricht mühsam verdient. Es ergab sich so und auch ohne Bundesfreiwilligendienst wollte er helfen. „Ich musste handeln. Wie hätte ich bei so viel Not anderer Menschen in die Welt reisen können? Das wäre mir egoistisch vorgekommen." Das Geld und die Zeit wollte er in seiner Arbeit mit den Jugendlichen ausgeben. Er hatte Glück. Die Organisatoren der Einrichtung fanden sein Engagement gut und brachten es fertig, dass Phillip vormittags mit einer Gruppe Jugendlicher deutsch sprechen und nachmittags mit ihnen Fußball spielen konnte. Inzwischen gelang es ihm einzelne Flüchtlingsjungs mit Jugendlichen aus der Stadt „zu verkuppeln", wie er es nannte, „um weiter die Sprache zu lernen und auch Freizeitaktivitäten zu haben". Nach anfänglichen Unregelmäßigkeiten funktionieren die Tandems gut. Phillip hat inzwischen sein Studium aufgenommen. Aber immer, wenn er zu Hause ist, trifft er seine „Freunde aus aller Welt".

Die Welt kam zu mir

Rückblickend ist er sogar mächtig stolz über das, was er auf die Beine gestellt hat und sagt: „Die Welt ist zu mir gekommen, Australien wartet auf mich." Er hat gelernt, dass nicht alle Flüchtlinge, mit denen er zu tun hat Muslime sind, auch wenn sie z. B. aus Syrien oder dem Libanon kommen. Und dass es unterschiedliche islamische Gruppen gibt und auch verschiedene christliche, die im Nahen Osten leben. Doch ihre kulturellen Wurzeln, hat er bemerkt, „sind sehr ähnlich, weil sie aus dem gleichen Land, mitunter auch aus dem gleichen Ort kommen und einer ähnlichen sozialen Gruppe angehören und religiös als liberal einzustufen sind".

Im Oktober 2015 erreichten mich die ersten Anrufe sowohl von hauptamtlichen, aber auch von freiwilligen, in der Flüchtlingsarbeit tätigen Helferinnen und Helfern: „Ich verstehe es nicht", rief Monika P. ins Telefon, die in einem Übergangswohnheim im Bonner Raum arbeitet, „warum die einen männlichen muslimischen Flüchtlinge uns Frauen die Hand reichen und die anderen nicht. Warum die einen Frauen uns offen ins Gesicht blicken und die anderen direkten Blickkontakt meiden." „Warum möchte mir ein junger Mann aus Afghanistan alles abnehmen, was ich in der Kleiderkammer zu tragen habe? Warum möchte er mir helfen, die Pakete und Säcke zu schleppen? Das bin ich gar nicht gewohnt", fragte Anja F., als sie aus Passau anrief.

Kann Flüchtlingshilfe
Rassismus sein?

Im Sportcenter um die Ecke schlagen die Wellen hoch. Der Leiter hatte einer Gruppe von muslimischen Flüchtlingsfrauen jeden Montag von 9.00–10.30 Uhr den Raum mit den Geräten zur Verfügung gestellt. Männer durften dann nicht rein. Er verstand es als „seine Flüchtlingshilfe" und war wegen der unerwarteten Reaktionen völlig überrascht. Die meisten Mitarbeiter und Gäste sind sehr erbost. „Das ist doch Rassismus pur", schrie einer und kündigte sein Abo. Eine Mitarbeiterin sagte: „Wir sind in Europa und wer mit uns leben möchte, sollte sich so verhalten, wie es hier üblich ist."

Die Ärztin, Bettina L. hatte mich zu einem Workshop in ihre Praxis eingeladen. Am Telefon sagte sie: „Inzwischen habe ich zwei junge Frauen aus Syrien, die anerkannte Flüchtlinge sind und bei mir ein Praktikum machen möchten. Die eine kommt aus Aleppo, trägt Kopftuch, verhält sich sehr modern. Die andere stammt aus einer Kleinstadt, trägt keine Kopfbedeckung, fällt aber dadurch auf, dass sie mit männlichen Patienten nichts zu tun haben möchte. Können Sie uns helfen das einzuschätzen und auch Brücken zu bauen zwischen allen, die in der Praxis arbeiten?"

Und Hannes G. aus Nürnberg, der ein Übergangswohnheim leitet, wollte wissen: „Können Sie mir erklären, warum sich viele Musliminnen so devot verhalten? Andere sind keck und selbstbewusst." Eine Wohnheimleiterin fragte: „Warum müssen sich die Flüchtlinge an einem Ort mehrmals registrieren lassen? Wir stehen alle derart unter Druck, dass wir unsere Kräfte sparen sollten, auch Zeit und Materialien und Geld. Was ist das für ein Aufwand, weil öffentliche Stellen mit anderen nicht koordiniert arbeiten und Daten nicht weitergeben!" Doris B. hatte eigentlich keine Fragen an mich, sondern wollte sich, indem sie darüber sprach, entlasten.

Kulturelle Aspekte, keine
religiösen

Diese oben beschriebenen Beispiele haben zum großen Teil mit kulturellen beziehungsweise mit interkulturellen Aspekten zu tun, weniger mit religiösen. Hinter den Fragen aber steht die Beobachtung, dass **wir** uns anders verhalten als **die** Zuwanderer bzw. dass viele von ihnen andere Verhaltenssignale zeigen, die uns fremd sind oder die wir aus unserem kulturellen Kontext heraus – oft falsch – interpretieren. Aber dazu später mehr, ▶ Kap. 4, ▶ Kap. 5, ▶ Kap. 6, ▶ Kap. 7.

Weil nach dem Zweiten Weltkrieg schon mehrere Flüchtlingsgruppen in Deutschland eintrafen, ist uns die Thematik im Grunde nicht neu und Flüchtlings- und Menschenrechtsorganisationen gibt es schon seit Jahrzehnten. Sie haben sowohl Erfahrungen in der Zusammenarbeit mit freiwillig engagierten Menschen als auch mit hauptamtlich Tätigen.

Während Kommunen wegen Personalmangel und Koordinierungsproblemen unter der strukturellen Gestaltung des Alltags und der Aufgabe die Flüchtlinge „bearbeiten" zu müssen leiden, ist die Gruppe der freiwilligen Helfer und Helferinnen – mehr als zwei Drittel sind Frauen –, die direkt mit Flüchtlingen zu tun haben, sehr groß geworden. Viele ehrenamtlich Engagierte befinden sich unter dem Dach von Organisationen und auch öffentlichen Einrichtungen. Die Zusammenarbeit mag individuell gut klappen, aber institutionell dann nicht, wenn, wie oftmals zu beobachten, der Staat seinen Verpflichtungen nicht oder zu lange nicht nachkommt und die Aufgaben auf ehrenamtliche Schultern abwälzt.

2.1 Hauptamtliche und freiwillig Tätige in der Flüchtlingsarbeit

Es ist kaum feststellbar, wie viele Hauptamtliche, Freiwillige und Ehrenamtliche direkt mit Flüchtlingen arbeiten oder in der gesamten Flüchtlingsarbeit tätig sind. Jedenfalls sind es sehr viele und sehr unterschiedliche Personen. Die einen sind schon seit Jahrzehnten dabei, andere begannen im letzten Jahr, als scheinbar unerwartet große Flüchtlingsgruppen nach Europa kamen. Sie sammelten sich in Bahnhöfen, in Flüchtlingsunterkünften, in Bürgerinitiativen und überall dort, wo sie gebraucht werden konnten und wurden Teil der Willkommenskultur. Derzeit sinkt vorübergehend die Zahl der neuangekommenen Flüchtlinge, aber die Hilfsbereitschaft von Freiwilligen nicht. Während es zuerst um die Unterbringung der Menschen, ihrer Versorgung mit Nahrung und Kleidung ging, geht es jetzt um die praktische Alltagshilfe, um Behördengänge, Sprachkurse, Schulplätze und vieles mehr. Selbst Flüchtlinge, die im letzten und vorletzten Jahr ankamen und sich inzwischen etwas auskennen, helfen an vielen Orten mit. Sie übersetzen, geben Tipps und packen mit an.

Hauptamtliche und freiwillig Tätige

2.2 Willkommenskultur

Überall, wo 2015 Flüchtlinge ankamen, wurden Brote, Getränke, Süßigkeiten, Teddybären und andere Spielsachen verteilt. Tausende Freiwillige standen Nacht für Nacht an den Bahngleisen und sprachen die Angekommenen an, guckten ihnen fragend in die Gesichter, streichelten manchen Arm und verteilten Tee und Speisen, Hygieneartikel und Kleidung. Das geschieht an vielen Orten noch immer.

Internationaler geworden

Die grausamen Bilder von Flüchtlingen, die täglich in unser Wohnzimmer geliefert wurden, rüttelten uns auf. Das wäre vor 20 oder 30 Jahren in dem Umfang nicht möglich gewesen. Damals wehrten sich die Menschen schnell gegen „zu viele Fremde". Das hat sich inzwischen zum Positiven geändert: Wir sind internationaler geworden, haben dazugelernt und mehr Menschen können sich jetzt eine größere Gruppe von Zuwanderern in Deutschland vorstellen. Aber andererseits geht Angst um, Angst vor den Grausamkeiten der **Da'esch** im eigenen Land.

Da'esch

Da'esch nannte ein syrischer Aktivist den sogenannten IS. Er bezog sich auf ein arabisches Wort, das zertrampeln bedeutet. Die Terrororganisation Da'esch (die Zertrampler) zu nennen, damit meinte er jene, die andere und alles, was nicht ins eigene Bild passt zerstören, zertrümmern, zertrampeln.

Flüchtlinge sind zunächst Gäste und Deutschland ist ein Gastland. Dass wir uns geöffnet haben und so viele hilfsbereite Menschen anpackten, wurde international als humanitäre Leistung anerkannt, auch wenn in unserem Land oft von den sogenannten unverbesserlichen Gutmenschen mit Helfersyndrom gesprochen wurde. Manche wunderten sich über die Deutschen, weil sie es nicht erwartet hatten und schüttelten den Kopf. Auch Kritik wurde laut, denn Deutschland, das weiß man weltweit, ist an qualifizierten Arbeitskräften interessiert und daran, seine überalternde Bevölkerungsstruktur aufzufrischen.

Einwanderungsland – Einwanderungsgesetz

Ein Einwanderungsgesetz würde den Zuzug von EU-Bürgern, Asylbewerbern und Flüchtlingen, von Menschen, die im Rahmen des Familiennachzugs nach Deutschland kommen möchten und von ausländischen Arbeitskräften im Allgemeinen regeln. Doch das haben wir noch immer nicht, dafür ein Integrationsgesetz. Mehr dazu, ▶ Kap. 7.

2.3   Wer sind die Helferinnen und Helfer und welche Motive haben sie?

Bio-Deutsche

Die Personen, die ich in der Flüchtlingsarbeit erlebe, sind sowohl sogenannte **Bio-Deutsche** als auch sehr viele migrantische Personen aus 2. und 3. Generation von eingewanderten Familien. Als Bio-Deutsche werden indigene Personen bezeichnet, die ethnisch von deutschen Eltern abstammen. „Migrantische Personen haben

2.3 · Wer sind die Helferinnen und Helfer und welche Motive haben sie?

15

2

ein sogenanntes Zugehörigkeitsmerkmal aufzuweisen und damit, so nimmt man an, ein höheres Verständnis für Flüchtlinge und ihre Integrationsprobleme", berichtet der Somali Ahmad.

Die Menschen in der Flüchtlingsarbeit sind, wie gesagt, oftmals Frauen, die der älteren Generation angehören, d. h. dass sie aus dem Arbeitsleben ausgeschieden sind. Viele leben alleine. Sie möchten aus humanitären-christlichen Gründen helfen und suchen auch eine bereichernde, sinnvolle Beschäftigung, etwas, was ihr Leben erfüllt. Unter ihnen gibt es durchaus Frauen, die einsam leben, psychisch labil sind und sich ihre Hilfe durch Hilfe organisieren. Warum auch nicht?

Oder es sind jüngere Frauen, sowohl alleinlebende als auch familiär eingebundene Personen, die zu einem großen Teil gut ausgebildet sind. In dieser Gruppe finden wir sehr viele migrantische Personen, die in der Flüchtlingsarbeit sprachlich und kulturell Vermittlungsbrücken bauen. Manche erhoffen sich durch ihr Flüchtlingsengagement eine Berufsplanentwicklung. Viele dieser Freiwilligen haben einen Studienabschluss oder mehrere Berufsausbildungen. Sie kommen aus sozialpädagogischen, pädagogischen und therapeutischen Berufsfeldern und/oder sind Fachkräfte aus dem Bildungsbereich. So wie Frau L. aus dem Sudan, die jetzt als sogenannte Sprinterin arbeitet. Sprinter steht für Sprach- und Integrationsvermittler. Frau L. ist als Tiermedizinerin und Biologin hochqualifiziert und sucht dennoch nach regulärer Arbeit. Sie spricht Arabisch, Französisch und Englisch und kennt sich in ihrer deutschen Stadt gut aus. Ihre Aufgabe ist es, Neuangekommene bei Behördengängen und Arztbesuchen zu begleiten, eine Wohnung und gegebenenfalls einen Kita- oder Schulplatz zu suchen, Formulare, Mietverträge und die Hausordnung samt Mülltrennung zu erklären und ihnen den Umzug zu organisieren.

Viele der Helferinnen und Helfer sind selbstständige Persönlichkeiten, können gut organisieren und motivieren andere, etwa bei der Sprachvermittlung und bei Übersetzungen, bei Fahrdiensten und bei der Wohnungs- und Schulsuche mitzumachen. Sie sind es gewohnt mit administrativen Vorgängen umzugehen und Formulare zu verstehen. Daher gibt es in dieser Gruppe viele Personen, die den „Papierkram" von Flüchtlingen erledigen und sie auf Ämter oder zu Wohlfahrtsverbänden, Vereinen und Ärzten und so weiter begleiten. Manche arbeiten in Beratungsstellen und Therapieeinrichtungen und unterstützen insbesondere traumatisierte Menschen. Andere wiederum organisieren Kleiderspenden und Suppenküchen, Sport- und Freizeitangebote für Erwachsene und Kinder sowie Kirchen- und Moscheebesuche. Was den meisten von ihnen fehlt, ist zusätzlich zur Fachkompetenz die interkulturelle und

Migranten bauen Brücken

Diversity-Kompetenz. Aber darüber berichte ich später, ► Kap. 4, ► Kap. 7.

Zwei Seiten der Medaille

Aus meiner eigenen Erfahrung und aus der von Kolleginnen und Kollegen in ehrenamtlicher Arbeit in den letzten 45 Jahren weiß ich, dass wir alle von sowohl ethisch-ideellen Werten geleitet sind als auch von politischen Überzeugungen. Flüchtlingen zu helfen ist nur die eine Seite der Medaille, die andere heißt auf die politischen, ökonomischen und ökologischen Verhältnisse der Länder einzuwirken, um Flucht zu verhindern. Beide Seiten sollten Hand in Hand arbeiten. Die meisten Menschen, die im letzten Jahr still und unermüdlich in der Flüchtlingsarbeit tätig wurden, bedienen nur die eine Seite der Medaille und wollen Flüchtlingen helfen, in ihrer extremen Situation auf die Beine zu kommen.

Die grausamen Bilder der Zerstörungswut der gewalttätigen Da'esch-Kämpfer des sogenannten IS in Syrien und Irak und anderer **Dschihadisten** und **Salafisten**, die auch in Europa wüten, verbreiten Angst. Parallel dazu sind die unerträglichen Nachrichten über die gekenterten Boote und ertrunkenen Flüchtlinge, die versuchen, sich über das Meer kommend nach Europa zu retten, die Hauptgründe für das großartige Engagement der Helferinnen und Helfer in der Flüchtlingsarbeit. In der gemeinsamen Aktivität für Flüchtlinge kann die Angst, die durch die Kämpfer des sogenannten IS entsteht und verbreitet wird, kanalisiert, verdrängt oder bearbeitet werden.

Dschihadisten, Salafisten

Dschihadisten verfolgen eine fundamentalistische Auslegung des Islam und versuchen mit salafistischer Ideologie ihre Vorstellung von Gesellschaft gewalttätig durchzusetzen.
Salafisten sind eine rückwärtsgewandte, ultrakonservative, fundamentalistische Gruppe, die die demokratische Grundordnung z. B. in Deutschland ablehnt.

2.4   Wie geht es ihnen nach einer Weile?

Manche, ob Hauptamtliche oder Freiwillige, sind seit 30 Jahren oder länger in der Flüchtlingsarbeit engagiert. Sie sind Profis geworden. Die „Neuen" aber mussten sich an den Flüchtlingen, der Situation allgemein und an den Organisationskulturen orientieren.

Während Marie H. darüber klagt, dass sie von unbegleiteten minderjährigen muslimischen Flüchtlingen keinen Respekt erhält, hat Betty K., die als „resolute Gruppenmutter" auftritt, damit kein Problem. Sie gibt den Jugendlichen Anweisungen, welche Aufgaben

2.5 · Welche Probleme haben sie und worin liegen ihre Grenzen?

17

2

von ihnen selbst übernommen werden müssen. Sie zeigt ihnen, wie man putzt – z. B. die Wohnräume an einem bestimmten Tag innerhalb eines gemeinsam abgesprochenen Zeitrahmens – und überprüft umgehend, ob sich die Jugendlichen daran gehalten haben. Wenn nicht, gibt es keinen TV-Abend oder Ausflug und so weiter. Sie droht: „Beim zweiten Mal gibt es kein Geld mehr, beim dritten Mal werdet ihr nach Hause zurück geschickt!" – und hat großen Erfolg damit.

Diese rigide Art kann man für gut oder nicht für gut halten, sie gibt aber den Jugendlichen Orientierung und Stabilität. Die wiederum sind aus ihren Familien das Respektieren einer Autorität gewohnt. „Also", sagt Betty, „dann bin ich eben die Autoritätsperson und sie akzeptieren mich. Wir machen viel Spaß zusammen und lachen von Herzen, ich spreche mit ihnen über ihre Wünsche und Träume, über ihre Trauer und Ängste, aber eben auch über beschmutzte Kleidung und dreckige Räume."

Autorität und Akzeptanz

2.5 Welche Probleme haben sie und worin liegen ihre Grenzen?

„Sprachbarrieren sind für uns das Hauptproblem", erklärt Frau G., die die Leiterin einer Erstaufnahme für Flüchtlinge ist, und „Wir haben es mit zu viel Organisationsbelastung zu tun, mit Meldebescheinigungen, Ausweisen, Unterschriften usw. Der Papierkram ist zu viel. Das bringt uns an den Rand des Erträglichen." „Manche Fluchtgeschichten finde ich so grausam, dass ich die Bilder des Geschehens mit nach Hause trage", verrät mir eine Helferin. Eine Freundin lässt mich wissen: „Die größte Aufgabe finde ich, liegt im Umgang mit den Verwaltungen und der Politik auf den unterschiedlichen Ebenen. Da werden die Aufgaben von einem zum anderen geschoben, und handeln und erledigen müssen sie dann die Ehrenamtlichen. Das raubt Energien, da die Akteure ihre Verantwortung nicht wahrnehmen."

Sprachbarrieren – Hauptproblem

Dass Fluchtländer als sogenannte sichere Herkunftsländer festgelegt wurden, erlebt so manche helfende Person als Grenze und bringt sie in Rage. „Kürzlich hatten wir ein Treffen verschiedener Gruppen, die in der Flüchtlingsarbeit tätig sind", berichtet Samira, die vor fünf Jahren aus Afghanistan geflohen ist und jetzt Flüchtlingsarbeit leistet. „Von den etwa 100 Anwesenden war die Mehrzahl erbost darüber, dass Länder, in denen Menschen verfolgt und misshandelt werden, die keine Bildung und Ausbildung erfahren können und es keine Aussicht auf eine Zivilgesellschaft gibt, dass solche Länder zu „sicheren Herkunftsländern" deklariert wurden. Eine weitere Grenze des

Sichere Herkunftsländer?

Erträglichen liegt darin, dass der Familiennachzug erschwert wird. Das geht sowohl den Flüchtlingen auf die Nerven, als auch uns Betreuerinnen und Betreuern, die mit den frustrierten und ängstlich wartenden Menschen umgehen müssen."

Kemal weiß, dass junge Männer unter den Helferinnen junge Frauen suchen, sie mal netterweise zum Kaffee einladen oder zu mehr. „Die Frauen sind naiv. Sie können die Sprache nicht sprechen, die Signale nicht deuten. Sie wollen ohne Vorurteile den Männern begegnen und viele wissen nicht, wann und wie sie eine Grenze ziehen sollten." Und Jasmin fügt leise dazu: „Mich nervt es, dass Flüchtlinge gezwungen werden zu lügen. Wenn sie immer die Wahrheit sagen würden, so wie das die Deutschen verstehen und einfordern, hätten sie oft keine Chance zum nächsten Schritt, der zum Asyl führen soll."

Flüchtlinge sind unter gewaltigem Druck und bereiten sich auf die Gespräche mit Deutschen vor, um ihre Chance zu erhöhen. Da fehlen Pässe oder Papiere sind unleserlich, da gibt es Stempel aus den Herkunftsländern, mit denen man hier nichts anfangen kann, etwa Stempel einer Behörde, die auf einen Asylantrag in irgendeinem Land hinweisen, aber nicht auf Deutschland, auch wenn die Person hier ist. Flüchtlinge benötigen viel Geduld und Vertrauen. Vertrauen auf Allah, er wird es richten!

Frustrationstoleranz

Helfende in der Flüchtlingsarbeit benötigen aber auch eine große Frustrationstoleranz. Um nicht an Problemen zu verzweifeln, ist es wichtig, die eigenen Grenzen zu erkennen und sie einzuhalten. Das aber, so ist zu beobachten, fällt vielen Frauen schwer.

2.6   Wie schaffen sie es, am Ball zu bleiben?

Kommunikation auf Augenhöhe

Eine große Anzahl der ehrenamtlich Tätigen wurschtelt sich durch und bleibt dabei. „Ich bekomme was für mein Engagement: Ich werde gebraucht, die Leute sind nett und es macht Spaß", versichert mir die 33-jährige Mona, deren Eltern aus Tunesien stammen. „Nicht alle schaffen es gut, andere gar nicht. Viele, schätzungsweise 40–50 % sind schon abgesprungen, weil es ihnen zu viel wurde oder sie frustriert waren." Und die Leiterin eines Übergangswohnheimes „kommuniziert mit den Flüchtlingen auf Augenhöhe. In unserem Hause sorge ich für ein respektvolles und freundliches Klima. Manchmal ist es fast freundschaftlich."

Angestellte und Freiwillige, die mit den Themen Flucht, Vertreibung und Migration und den Menschen direkt zu tun haben und in Gruppen und/oder Organisationen/Verbänden eingebunden sind, schaffen es leichter, besonders wenn sie in den Sprachen der

2.7 · Wodurch könnte die Arbeit der Helfenden erleichtert werden?

19

2

Flüchtlinge kommunizieren können. Sie werden regelmäßig im notwendigen Ablauf der Flüchtlingsarbeit eingeplant, erledigen zuverlässig ihre Aufgaben und fühlen sich meist gut, weil sie für die Neuankömmlinge etwas Sinnvolles tun können. Sie wollen gebraucht werden und werden gebraucht.

2.7 Wodurch könnte die Arbeit der Helfenden erleichtert werden?

„Ich bin für eine Aufwandsentschädigung der vielen Helferinnen und Helfer", wünscht sich Libuše Černá, die Vorsitzende des Bremer Rates für Integration. „Es muss nicht viel Geld sein, aber eine Anerkennung des Engagements. Es können auch Eintrittskarten für kulturelle Veranstaltungen, wie Theater und Musik sein."

Marie H. und Betty K. haben bereits nach wenigen Wochen festgestellt, dass ihnen einige Kompetenzen fehlen, die ihre Arbeit erleichtern würden. Die beiden Frauen wissen, wenn sie regelmäßig an Fortbildungen teilnehmen würden, könnten sie lernen, auf was es in der Arbeit mit Flüchtlingen zu achten gilt und hätten danach möglicherweise eine Chance, eine Stelle in einer Organisation zu bekommen. Zumindest Betty K. würde das gerne haben. Aber es fehlt ihnen an Zeit.

Viele haben keine Zeit für sich selbst zu sorgen, andere nehmen an Supervisionen und Fortbildungen teil. Beispielsweise nehmen sie regelmäßig an Einzel- und Gruppengesprächen teil, um über ihre Erfahrungen mit den Flüchtlingen zu sprechen, ihr Entsetzen über die Geschichten der Zugewanderten loszuwerden und dass sie gezwungen sind, den einen Gruppen Sprachunterricht vermitteln zu können, den anderen nicht. „Wir haben Flüchtlinge 1. und 2. Klasse, das ist schrecklich", schreit Khaled aus dem Irak mir entgegen. Frau G., die Leiterin einer Erstaufnahme wünscht sich, „dass Hauptamtliche und Freiwillige an das Klientel herangeführt werden sollen".

Um das Bedürfnis der Helferinnen und Helfer nach Informationen zu befriedigen, melden sich viele zu Seminaren an, etwa zu Themen wie Fluchtländer und Fluchtgründe bzw. Asylrecht, Migration und Integration sowie Flucht und Trauma. Auch die Themen, individuelle Abgrenzung in der Arbeit, einerseits mit Flüchtlingen als auch andererseits mit Freiwilligen und Hauptamtlichen sind von Interesse. Kultur- und interkulturelle Kompetenz, besonders der Umgang mit Muslimen, steht ganz oben an. Dazu wird dieses Buch ein Baustein zur Information und Unterstützung sein. Mit einer regelmäßigen Teilnahme professionalisieren sich Helferinnen und Helfer in juristischen, psychologischen und interkulturellen Themen

Flüchtlinge 1. und 2. Klasse

und werden als qualifiziert anerkannt. Und junge Ehrenamtliche (hauptsächlich migrantische Frauen) erhoffen sich dadurch ein Berufsfeld aufzubauen.

2.8   Zusammenfassung

So unterschiedlich die Migranten und Flüchtlinge sind, die Hilfe benötigen, so verschieden sind auch ihre Lebenserfahrungen und Fluchtmotive und genauso vielfältig sind die helfenden Personen und so divers ist ihr persönlicher Grund für das Engagement, das viele mit bewundernswerter Hingabe leisten.

Alte Heimat

© Springer-Verlag GmbH Deutschland 2017
B. Hecht-El Minshawi, *Muslime in Alltag und Beruf*,
DOI 10.1007/978-3-662-53375-8_3

Wenn ein alter Mann stirbt, geht eine Bibliothek verloren.
(Aus dem Afrikanischen)

Ungenaue Beschreibung

Naher und Mittlerer Osten, Vorderasien und Südasien, Orient, Vorderer und Mittlerer Orient oder Maghreb und das Morgenland sind ungenaue Beschreibungen, weil sie mal aus geografischer Sicht genutzt werden, mal aus ethnischer oder religiöser. Für dieses Buch spielen der **Nahe Osten** und die Kernstaaten **Nordafrikas** eine Rolle.

3.1 Staaten im Nahen Osten, der Levante und in Nordafrika

> **Naher Osten, Nordafrika, Levante**
>
> Zum **Nahen Osten** können wir die Länder Türkei, Iran, Afghanistan und Ägypten zählen und die Staaten auf der Arabischen Halbinsel, das sind Saudi-Arabien, Kuwait, Bahrain, Katar, die Vereinigten Arabischen Emirate, der Oman und Jemen. Zu **Nordafrika**, dem Maghreb, gehören die Staaten Marokko mit der Westsahara, Algerien, Tunesien, Libyen, Ägypten, der Sudan und das neue Land Südsudan. Syrien, Jordanien, Libanon, Palästina und Israel gehören zur **Levante**. Der Irak gehört zur Levante und zu Vorderasien und befindet sich auch zum Teil auf dem Gebiet der Arabischen Halbinsel.

Säkularisierte Länder

Viele Länder des Nahen Ostens, der Levante und Nordafrikas strebten und streben weiterhin nach einer Säkularisierung ihrer Gesellschaft. Seit etwa 45 Jahren werden diese Modernisierungsprozesse durch fundamentalistische Gruppen und korrupte Diktatoren, die die Trennung von Religion und Staat im Islam verhindern wollen, gewaltig gestört. Es ist deutlich zu sehen, dass gerade die Länder mit Säkularisierungsbestrebungen zerstört werden, wie etwa der Irak, Syrien, Libyen, und andere wie Ägypten, Libanon und die Maghrebländer bedroht sind, nicht aber Monarchien und jene, die vom Wahhabismus, Islamismus oder vom Fundamentalismus geprägt sind.

> **Wahhabismus**
>
> **Wahhabismus** ist eine ultrakonservative, puritanische Sekte und die Staatsreligion in Saudi-Arabien.

3.1.1 Orient, die Wiege der Zivilisation

Die Zerstörung dieser Regionen geht uns alle an, denn nirgendwo reichen die Spuren der Zivilisation, so auch unsere, so weit zurück wie im Orient. Wir können Vieles finden, was dort zum ersten Mal auftauchte und uns heute noch viel wert ist: Arbeitsteilung, Spezialisierung und Ressourcenkonzentration, Bildung und Ausbildung. Gerade in unserer Kultur sind diese Errungenschaften tief verwurzelt. Außerdem wurden hier die Schriften der Juden, Christen und Muslime entwickelt (Hoehne et al. 2015).

Vom Mittelmeer bis zum Golf erstreckte sich der **Fruchtbare Halbmond**. In dieser Gegend bildete sich ab dem 12. Jahrtausend vor Chr. die Lebensweise von Ackerbau oder Viehzucht heraus. Es wurden bereits Großstädte mit entsprechender Infrastruktur konzipiert und gebaut sowie eine effiziente Verwaltung und Währung eingeführt zu einer Zeit, in der in Europa noch gar nicht geschrieben wurde. Vor der Islamisierung durch den **Propheten Mohammed** lebten Christen im Orient. Sie fühlten sich durch die neue Religion nicht eingeschränkt, sondern haben anfänglich sogar den Muslimen geholfen, ihren neuen Glauben zu integrieren.

„Hunderte von Jahren später, der Islam war längst verbreitet, wurden die Ergebnisse blühender Wissenschaften des 8.–14. Jahrhunderts in islamischen Zentren zwischen dem Irak und Spanien ausgetauscht. Sie führten die Grundlage der Astronomie und Chemie, der Medizin und Mathematik, der Optik und Technik weiter. Handel und das Aufschreiben der Erkenntnisse, die Herstellung und der Vertrieb von Buchmaterial verbreiteten nicht nur die Wissenschaften, sondern mit ihnen auch diverse Sprachbegriffe. Auf diesem Wege nahm auch die islamische Kultur Einfluss in Europa. Was wäre der deutsche Alltag ohne Aprikosen, Ingwer und Jasmin, ohne Kaffee und Saccharin oder Zucker und beruflich ohne Risiko, Scheck und den Tarif?" (Hecht-El Minshawi und Kehl-Bodrogi 2004). Wir neigen dazu, über dies hinwegzugehen und die Grundlagen islamischer Kultur in unseren Breiten nicht anzuerkennen oder gar nicht zu bemerken.

Wiege der Zivilisation

Blühende Wissenschaften

Islamisch-europäische Kultur

3.2 Europäische Expansionen

„Wer in der Welt unterwegs ist und sich mit den Lebensbedingungen auseinandersetzt, wer kulturelle Spezifika im Verhalten der Menschen sucht und sich für die politischen, ökonomischen und ökologischen Konzepte in den einzelnen Regionen und Ländern interessiert, merkt besonders in den oberen Schichten, wie sehr sich europäische Werte und Normen, hiesiges Denken und Verhalten verbreitet haben. Kolonialmächte und Missionare, Entwicklungs-experten, Unternehmer und Kriegstreiber haben über Jahrhunderte hinweg, unsere Werte wie ein Netz über den Globus und über andere Kulturen gespannt" (Hecht-El Minshawi 2016) und korrupte Eliten nicht nur in Ländern südlich der Sahara, sondern auch im Mittleren und Nahen Osten gefördert. Europa war immer expansiv, keineswegs nur zwischen dem 15. und dem 20. Jahrhundert und ist es noch heute, obwohl seine weltgeschichtliche Führungsrolle längst der Vergangenheit angehört. Zur Expansion gehört Gewalt, schreibt Reinhard (2016): „Ob südamerikanisches Silber, kongolesisches Uran oder arabisches Öl: Stets wurden die Kolonien auf Rohstoffproduktion für den Weltmarkt festgelegt und als Absatzmärkte für Fertigwaren betrachtet. Profite wurden von Privatleuten gemacht … " und Eliten sicherten ihre Position. Zugangswege auf dem Wasser und zu Lande zu Ölquellen und Bodenschätzen sowie die Nutzung von Ernteflächen für Produkte, die Europa etwa in Afrika in Auftrag gibt, sind heute noch Gründe für Hunger, Unfrieden und Kriege.

3.3   Zusammenbruch im Orient

Osmanisches Reich

Nach dem Ersten Weltkrieg teilten sich Briten und Franzosen nach ihren wirtschaftlichen Interessen die Region des Osmanischen Reichs untereinander auf und zogen Linien auf einer Landkarte. 1920 erhielt Frankreich Syrien und Libanon, was damals noch Großlibanon hieß. Religiöse und ethnische Verhältnisse interessierten sie nicht, ihre Grenzen zogen sie durch Clangebiete und teilten Völker. Andererseits trieben sie verfeindete Gruppen in Gebieten zusammen, in die sie nicht gehörten. Das alles führte zu Konflikten, die auch dazu beitragen, die Länder heute zu zerstören. Auf dem Gebiet des ehemaligen Osmanischen Reichs in Vorderasien, entstanden 1946 die Syrische Republik und das Haschemitisches Königreich Transjordanien, vorher noch wurde der Libanon unabhängig. Auf dem palästinensischen Gebiet wurde 1948 der Staat Israel gegründet und 1958 die Republik Irak ausgerufen. Die Länder im Nahen Osten waren ein sensibles System mit kultureller und politischer Pluralität, in dem alle christlichen und muslimischen und anderen Glaubensgemeinschaften aufeinander angewiesen waren und sich entfalten konnten. Die Lebenskultur war ähnlich, die Religionen waren verschieden. Das Dilemma der Menschen im Nahen und Mittleren Osten hat sich in fast 70 Jahren aufgestaut.

Michael Lüders (2015) verdanken wir folgende Analyse: Mohammad Mossadegh, der damalige Ministerpräsidenten im Iran, wollte die Erdölindustrie verstaatlichen. Diese eigenwillige Entscheidung passte den britischen und amerikanischen Politikern nicht, die am iranischen Öl hingen. Churchill und Eisenhower fürchteten ihre Macht über die Quellen zu verlieren, die durch die Anglo-Iranian Oil Company (AIOC) in britischem Besitz waren, und sorgten 1953 für die Entmachtung Mossadeghs. Ab den 80er-Jahren des letzten Jahrhunderts unterstützten die USA den irakischen Diktator Saddam Hussein gegen die Islamische Republik Iran und Ajatollah Chomeini, bis zu den Golfkriegen 1990/91 und 2003. Der letzte entstand durch den US-Präsidenten George W. Bush, der nach den Anschlägen vom 11. September 2001 Massenvernichtungswaffen im Irak vermutete und gegen den internationalen Terrorismus kämpfen wollte. Es stellte sich als Täuschung und Lüge heraus. Als Saddam die durch die USA kontrollierten Ölquellen in Kuwait besetzte, wurde er bekämpft und 2003 schließlich gestürzt. Das irakische Militär wurde aufgelöst. Von den Tausenden arbeitslos gewordenen Irakern gingen viele in den Untergrund. Sie verbündeten sich mit der sunnitischen Opposition in Syrien, woraus sich der sogenannte IS entwickelte.

Iranisches und arabisches Öl

Es gibt viele Gründe, die zur Destabilisierung der gesamten Region zwischen Afghanistan, dem Iran und Irak, Syrien und Libanon im Osten und Ägypten, Libyen, Tunesien, Algerien und Marokko im Westen geführt haben, aber Krisen in vielen Ländern Asiens und Afrikas waren ein Hauptgrund. Auch weitere Länder im Süden des Maghreb und auf der Arabischen Halbinsel sind instabil geworden. Paradoxerweise unterstützt der Westen jetzt die pro-sunnitische Politik Saudi-Arabiens, der Emirate und der Türkei. Diese Staaten sind direkt oder indirekt verantwortlich für den Aufstieg des sogenannten IS.

Destabilisierung der Region

3.3.1 Arabischer Frühling, der nicht sein durfte

Es war nicht überraschend, was mit den Menschen im Vorderen Orient und in Nordafrika geschah, denn der politische Islam hatte sich zur Ideologie entwickelt.

> **Islamisten**
>
> **Islamisten** verfolgen mit politischer Ideologie die Gründung eines Staates, wobei sie die säkularen Verhältnisse und den Pluralismus, die Individualität oder die Menschenrechte zu überwinden versuchen.

Sehnsucht der Menschen

Die **Jasmin-Revolution** zum Jahreswechsel 2010/2011 in Tunesien war der sichtbare Aufbruch. Dabei kämpften viele Islamistinnen und Islamisten schon vor der Revolution – noch gemeinsam mit säkularen Akteuren – für ein selbstbestimmtes Leben in ökonomischer Sicherheit und ohne Gewalt. Es gelang ihnen die Massen gegen das autoritäre Regime zu mobilisieren. Die Sehnsucht der Menschen nach Freiheit und Selbstbestimmung trieb den sogenannten **Arabischen Frühling** voran und weitete sich infolge auf Ägypten und Libyen, den Libanon und Syrien aus, führte zu Unruhen in diesen Ländern, auch in Bahrain und den Vereinigten Arabischen Emiraten, in Saudi-Arabien, dem Oman und in Jemen. Überall dort haben die Menschen Sehnsucht nach einer Zivilgesellschaft. Eine Ägypterin sagte kürzlich: „Wenn der Arabische Frühling mit Sehnsucht der Menschen zu tun hat, dauert er noch an. Solange die Menschen Sehnsucht haben, ist der Frühling noch nicht beendet. Wir wissen, dass es noch lange dauern wird. Bei euch im Westen glaubte man an eine schnelle Wende und sieht die Revolution deshalb heute als gescheitert an.“

Benali, Mubarak und Gaddafi wurden gestürzt aufgrund revolutionärer Entwicklungen. Ahmad Salih aus dem Jemen ist zurückgetreten. Baschar al-Assad in Syrien wird an seinem Krieg zugrunde gehen. Was ist der Grund für all das Aufbegehren? Regierungsversagen über Jahrzehnte, fehlende Demokratie, hohe Arbeitslosigkeit der gut ausgebildeten jungen Frauen und Männer, ökonomische und ökologische Probleme in den Ländern, Korruption und Gewaltherrschaft an erster Stelle. Auch das sind Kriegsgründe. In den Ländern des Nahen Ostens wird der politische Konflikt zwar mit Waffen auf der Straße ausgetragen, aber mit der Religion begründet. Was die **Da'esch**, die **Dschihadisten** des sogenannten IS, beim Zerstören des Weltkulturerbes im Orient veranstalten, ist ein Feldzug gegen die kulturelle Identität.

Es gibt keinen Gott außer Allah

Woher kommt dieser Zerstörungswahn der Fanatiker? Sie begründen das mit der Geschichte des Islam vor rund 1.400 Jahren. Im Jahre 630 soll der Prophet Mohammed seinen Anhängern befohlen haben, so wird in Hoehne et al. (2015) berichtet, die Kultbilder der Götter der vielen Religionen, die es in der Oase Mekka gab, zu zerstören. Seitdem rufen gläubige Muslime: Lā ilāha illā ʾllāh (es gibt keinen Gott außer Allah) und die Daʿesch vernichten, was ihrer Meinung nach mit dem wirklichen Islam nichts zu tun hat. Vor dieser Gewalt fliehen sowohl Christen als auch Muslime in die Nachbarländer oder nach Europa.

3.4　Wer wandert wann, warum und wohin?

Über ein Weggehen wird meist in der Herkunftsfamilie entschieden, meinen Deggim und Harzig (1987) in ihrer Forschung über Deutsche, die im 19. Jahrhundert nach Nordamerika ausgewandert sind. Das trifft heute noch genauso zu und gilt auch für solche Personen, die nach Deutschland migrieren, auch für die Flüchtlinge jetzt. Menschen machen sich aus Not auf den Weg, weil sie hungern, im ökologischen Elend leben oder im Krieg und keine Aussicht auf Verbesserung der Situation sehen. Da geht nicht einfach irgendjemand von der Masse getrieben, da gehen Personen, die für sich selbst und für ihre Verwandten Verantwortung tragen, und handeln. Und sie verlassen ihre Heimat nur, wenn sie sich woanders ein besseres Leben vorstellen können.

Gemeinsam wird in den Familien überlegt, ob ein Sohn oder eine Tochter zuerst gehen soll, welche Charakterstärke und Qualifikation diese Person haben müsste und welchen Nutzen das für die Familie bringen würde. Vor- und Nachteile werden abgewogen, aus einschlägigen Informationen, die ins Heimatland gelangen, werden Ziele überprüft und Routen abgeleitet. Meistens migriert ein Pionier oder eine Pionierin aus einer Familie oder aus einem Dorf. Kommen gute Nachrichten nach Hause (schlechte werden zurückgehalten), folgen andere im Familiennachzug. Wandern Frauen alleine aus oder mit Ehepartnern und Familien, verläuft die Integration bereitwilliger. Es entstehen schneller Interessens- und Lebensgemeinschaften und binnen kurzem Nachbarschaften und schließlich Kolonien. Das sollte in der jetzigen Diskussion um den Familiennachzug bedacht werden.

Problematischer ist die Integration für alleinstehende Männer, auch für jene, bei denen es eine Zeit lang dauert, bis die Familie nachzieht. Nach 1–2 Jahren Abstand von der Familie zu Hause, nehmen nach Einreisen der Partnerin die Probleme, bei dem Versuch eine tragende Ehegemeinschaft in neuer Umgebung zu leben, zu. Halten sich viele Zugewanderte an einem Ort oder in einem Land auf, wächst langsam eine neue Generation heran und im besten Fall bildet sich idealerweise sukzessive eine tolerierende und wertschätzende multi-ethnische Gesellschaft, in der es kein **wir** und **die** mehr gibt. Das aber dauert lange. Auswanderungs- und Integrationsprozesse können für Migranten recht belastend sein. Bei Flüchtlingen aus Kriegsländern, die Traumata davongetragen haben, verläuft die Integration meist noch problematischer.

Flucht – Wanderungsbewegung

Frauen beschleunigen die Integration

Problematischer ist es für alleinstehende Männer

Spirituelles Umfeld

Derzeit fliehen Christen aus dem Nahen Osten in den Westen, den sie sich christlich erträumen, aber völlig säkularisiert vorfinden. Hier können sie zwar materiell überleben, spirituell aber ist es schwierig, weil ihnen das Umfeld für ihre Identität fehlt. Den gläubigen muslimischen Flüchtlingen fehlt auch das spirituelle Umfeld. Und eine aufgeklärte Alternative wird ihnen nicht geboten. Dies ist ein Grund, warum sich viele an Moscheen wenden, in denen der radikale oder der Mainstream-Islam zelebriert wird.

Leben und arbeiten mit Muslimen sei je nach Region, aus der sie kommen oder in der sie leben, unter Umständen recht schwierig, ist oft zu hören. Die Internationalisierung machte aber vor islamischen Toren nicht Halt. Wir importieren noch immer und führen aus. Wir sind das Exportland per se, auch in islamische Länder und sind gerade dabei, neue Geschäftskontakte zum Iran aufzunehmen. Wir kaufen in türkischen Läden Früchte und Gemüse. Wir essen in afghanischen und arabischen Lokalen und halten uns mit Mokka wach. Wir importieren aus Afrika, exportieren in den Nahen und Mittleren Osten und nach Südostasien und suchen vermehrt Geschäftsbeziehungen mit Zentralasien und Nordafrika. Wir treffen Muslime überall in unseren Städten, Gemeinden und in der Nachbarschaft, in europäischen Ländern und auch in Amerika. Was wissen wir voneinander?

Größte humanitäre Krise

Fünf Jahre Krieg in Syrien ist die größte humanitäre Krise unserer Zeit, die sich vor den Augen der Weltöffentlichkeit und vor den Toren Europas abspielt. Es sind nicht nur Muslime, die flüchten. In Syrien lebten 8 % Christen, fast 70 % muslimische Sunniten, mehr als 10 % Alawiten und Drusen und Ismailiten. Aus allen Gruppen sind Menschen geflohen. „Das, was mit der Verletzung einer Meinungs- und Versammlungsfreiheit begonnen hat, entwickelte sich … zu einem bewaffneten Konflikt, der jetzt seit 5 Jahren andauert und inzwischen 250.000 Menschen das Leben gekostet hat", erklärt Selmin Çalişkan (2016). Und: Der Grund für dieses Versagen läge daran, dass dem Westen eine gewisse Sensibilität für das, was im Nahen Osten passiert fehle, es läge am Desinteresse an der arabischen Region und am Wegschauen.

3.4.1   Amira aus Syrien, 2. Teil

■   **Amira ist da**

Allein nach Deutschland

Beim ersten Treffen merke ich sofort, dass sie eine große Last mit sich trägt und traumatisiert ist. Wir sitzen uns an einer Tischecke gegenüber, sehen uns manchmal an und sind mehr oder weniger still. Nach einer Weile und viel Tee trinken, steht sie auf und geht zum Fenster. Es ist kein entschlossener Schritt, eher schleichend und gebeugt. Ich folge ihr, sehr langsam, und umarme sie. Dann platzt es aus ihr heraus: Stoßgebete an Allah, kurze Sätze in Arabisch, im tiefen Schluchzen. Sie schüttelt andauernd ihren Kopf, als könne sie das, was aus ihr herausbrechen möchte, selbst nicht glauben. Ich verstehe nichts, vermute aber eine Katastrophe. Dann, wie ein Wasserfall, erzählt sie in Arabisch und Englisch gemischt, dass sie ihre ganze Familie verloren habe, und wirkt wie unbeteiligt an ihrer eigenen Geschichte. Als würde sie über eine andere Frau berichten.

„Die Kinder", schreit sie und schlägt sich mit ihrer Faust gegen den eigenen Kopf. Immer wieder. „Wo sind die Kinder?", frage ich ganz langsam sprechend und sie reißt sich aus meiner Umarmung. „Im Wasser!" Ihre Hand bedeckt den Mund, als ob sie das, was sie gerade gesagt hatte, nicht hätte sagen dürfen, als ob es ein Geheimnis war, das nicht entgleiten sollte. Amiras Stimme war kaum noch zu hören, als es sie voller Schmerz schüttelt. Ich ahnte ihre Tragik und sie ist nicht die erste Mutter gewesen, die ihre Kinder auf der Flucht über das Meer im Wasser verlor.

Amira greift fest nach meiner linken Hand, als wollte sie sie nicht mehr loslassen, und krallt ihre Finger in meine Handfläche. Peu à peu erzählt sie ihre Geschichte: „Es ist sehr lange her, dass wir uns getroffen haben. In jener Zeit war ich ein anderer Mensch. Mein Leben lag noch vor mir und ich konnte mir damals vorstellen, alles zu schaffen. Aber … "

Seit dem Sommer 2012 wurde Aleppo umkämpft. Amiras Familienunternehmen lag in der Altstadt. Als Ende September der historische und überdachte Suq, ein UNESCO-Weltkulturerbe, durch Kampfhandlungen zerstört wurde, brach auch das Geschäft mit Amiras Produkten ein. Sie handelte mit handgeschöpfter Aleppo-Seife und anderen Dingen, die aus Olivenöl hergestellt wurden. „Lange dachte ich, dass Weltkulturerben nicht zerstört werden würden, dass man sie schonen würde und die Menschen drum herum im Schutz der UNESCO stünden. Doch daran hatte sich niemand gehalten, es war ein Trugschluss. Ich hätte es wissen müssen, denn auch die Buddha-Statuen in Afghanistan wurden von den Taliban schon zerstört." Dass die antike Tempelanlage in der Oasenstadt Palmyra, die im Herzen Syriens liegt, seit dem Frühjahr 2015 von den Da'esch bedroht werden würde, konnte Amira damals, als sie noch zu Hause war, nicht ahnen. Die Da'esch, die Dschihadisten des sogenannten IS kamen Aleppo immer näher. Auch Assadtreue Kämpfer und andere syrische Rebellen, die sich untereinander schon nicht einig waren, kämpften um ihre Vormacht und brachten Leid und Not über die Menschen.

Wo sind die Kinder? Im Wasser!

Machtinteressen

Jeder macht, was er will

„Wie konnte es dazu kommen? Wir sind doch alle Muslime, Schwestern und Brüder im Glauben. Wir wollen doch alle in Frieden leben. Ich bin Alawitin und verstehe Baschar al-Assad nicht mehr. Er ist Alawit, aber er ist wahnsinnig und verrückt geworden. Wie kann er die eigenen Leute umbringen? Niemand traut sich mehr etwas gegen ihn zu sagen." „Er wird von iranischen Revolutionsgarden und libanesischen Hisbolla-Milizen unterstützt. Sie kämpfen gegen die syrischen Rebellengruppen." Amira horcht auf und überlegt wohl, wie sie meinen Hinweis einordnen kann, bevor ich weiterspreche: „Rebellengruppen haben sich gegen Baschars Politik gebildet und werden von Saudi-Arabien unterstützt. Sie sind zerstritten und ziehen an verschiedenen Strängen. Das schwächt sie." „Ich habe mit all dem nichts zu tun! Und die anderen, was tummeln die sich bei uns? Saudis unterstützen Sunniten und die Russen Schiiten, also auch die Alawiten. Jeder macht was er will und nur aus Interesse für sich selbst. Unsere Nachbarn waren fast alle Sunniten, dazwischen lebten Christen und wir und ein paar andere alawitische Familien. Na und? Wir haben uns ausgeholfen, wenn wir etwas brauchten, einige waren miteinander befreundet und die Kinder spielten zusammen. Am Ende waren die Nachbarn aufgehetzt und kämpften gegeneinander."

Zusammenspiel der Mächte

In der Wut, mit der Amira über ihre Beobachtungen in Syrien berichtet, bahnt sich das Entsetzen. „Als ich noch zu Hause war, hatten wir wenige Informationen über das Zusammenspiel der Mächte, aber wir spürten die nahende Katastrophe. Erst in Ägypten konnte ich englische und arabische Presse ergattern und mir nacheinander das Puzzle zusammensetzen." Die Zerstörung in den Stadtteilen Aleppos nahm überhand und Wege wurden unpassierbar. Viele Frauen und Mädchen gingen nicht mehr zur Schule oder ihren Berufen nach. Sie trauten sich nicht mehr auf die Straße. Amira hatte einen Fahrer und deshalb konnte sie bis zuletzt noch in die Nähe ihrer Firma gelangen und den Rest über Geröll zu Fuß gehen, denn die Produktion lief noch, auch wenn der Handel eingebrochen war. Amira versuchte ihre Produkte vergeblich international zu verkaufen. Wirtschaftlich ging es der Familie immer schlechter, auch das Büro ihres Mannes konnte zunehmend weniger Aufträge akquirieren.

„Mein Sohn spielte mit seinen Freunden Krieg. Sie spielten das, wovor sie Angst hatten. Was soll aus einer Generation werden, die im realen Krieg verloren geht? Die nichts anderes kennt, als Hass und Zerstörung. Das kann man doch nicht zulassen!" Lange hatten sie ausgeharrt, sie wollten ihre Heimat nicht aufgeben. Als Rebellen junge Männer für ihren Kampf suchten, entschloss sich Amiras Familie vor etwa zweieinhalb Jahren Syrien zu verlassen. Die

Familienfirma sollte verkauft werden, aber niemand hatte Interesse daran. Das Ingenieurbüro übernahm ein Mitarbeiter und mit dem Erlös sollte die Umsiedlung nach Ägypten finanziert werden. Sie dachten zunächst nicht an Europa, wollten vielmehr in einem arabischen Land bleiben. Sie mussten jedenfalls weg von zu Hause, denn die kleine Tochter hatte Alpträume und konnte Kriegsgeräusche nicht mehr ertragen. „Immer wenn sie ein Flugzeug hörte oder eine einschlagende Granate oder die Detonation einer Bombe, geriet sie in Panik. Sie war ein Nervenbündel, wir konnten sie kaum beruhigen. Wir hatten ihr einen dicken Ohrschutz besorgt, der die Geräusche abschwächen sollte. Die Kinder mussten dringend weg."

■ **Erste Fluchtetappe**

Amira und ihr Mann wollten in Ägypten Arbeit finden und sich ein neues Leben aufbauen und zu besseren Zeiten zurückkehren. Damals hatten sie noch Hoffnung, die Heimat wieder zu sehen. Später wird sie mir erzählen, dass sie, bevor sie sich auf den Weg machten, alle Dokumente der Familie mit dem Handy ihres Mannes, mit dem ihres Vaters und auch mit ihrem eigenen fotografierten. So hatten sie alle, alle Informationen von allen Familienmitgliedern bei sich.

Sie zogen um und mussten bald einsehen, dass sie in Ägypten als Fremde und Flüchtlinge galten und keine Arbeit fanden. Amira, die vorher immer wieder als Geschäftsführerin in Kairo gewesen war und auf ihre Geschäftspartner hoffte, konnte ihre Kontakte nicht nutzen. Sie war sehr enttäuscht. Und ihrem Mann gelang es auch nicht, Aufträge zu akquirieren. Er fand kein Ingenieurbüro, das ihm weiterhelfen konnte. Als das gesparte Geld weniger wurde und immer mehr Leute über ein besseres Leben in Europa sprachen, reifte der Gedanke zur nächsten Flucht. In den Flüchtlingslagern in Ägypten hörte man die wildesten Geschichten, was die Europäer den Flüchtlingen gewähren würden: Eingeräumte Wohnungen und Geld, Schulplätze für die Kinder und Arbeit für die Erwachsenen. Solche Informationen verbreiteten sich schneller wie das Wasser im Nil das Meer erreichen konnte. Das Risiko der Flucht übers Meer würde belohnt werden. Sie wussten nicht, dass Schlepper diese Informationen streuten, um Menschen zur Flucht zu treiben und daran zu verdienen.

Zuerst sollte Amiras Mann gehen, dann sie mit den Kindern folgen und zuletzt würden sie ihre Eltern und jüngeren Geschwister nachholen. So war es geplant. Eines Tages nahm Amiras Mann, für sie war es überraschend gekommen, ein wenig des Geldes, schwor ihr seine Liebe und Sorge um sie und die Kinder, und ging. Ab und zu kam eine SMS, doch nach einigen Wochen hatten sie keinen Kontakt mehr und Amira hatte keine Ahnung, was mit ihm geschehen war.

Sie trauerte sehr und war bisweilen auch wütend, wenn sie in Gedanken an ihn und in Zweifeln an seine Treue versank. Sie haderte mit ihren Hirngespinsten, denn Untreue und einen Wortbruch traute sie ihm eigentlich nicht zu.

■   **Zweite Fluchtetappe**

Europa schien spendabel zu sein, man würde sich um die in Not geratenen Menschen kümmern. Amira und ihre Kinder waren in höchster Not. Man würde ihnen Asyl geben, allen voran in Deutschland. Die Menschen dort, so war es in den Lagern zu hören, sind reich. Das Risiko übers Wasser zu gehen, schätzte Amira als sehr groß ein, aber die Not zu Hause hatte die Familie nach Ägypten vertrieben und nun ersehnte sie ein gutes Leben. Ihre Kinder sollten zur Schule gehen und ein geregeltes und sinnvolles Leben haben. Sie hatte große Sorgen um ihre Kinder, denn sie hatte sowohl in Syrien als dann auch in Ägypten genügend streunende Kinder und Jugendliche gesehen, die irgendwie übrig geblieben waren und nicht die Chance hatten zu lernen, sich ein vernünftiges und zielorientiertes Leben aufzubauen.

„Es war Sommer geworden und die beste Zeit, mit einem Schiff übers ruhige Meer zu kommen. In Absprache mit den Eltern und Schwiegereltern kaufte ich mich und die Kinder in ein Boot ein, das uns nach Europa bringen sollte. Ich wickelte die Papierdokumente in Plastikfolie, einen Talisman und das Handy auch und legte alles in eine verschließbare Plastiktüte, um sie gegen Feuchtigkeit zu schützen. Diese Tüte trug ich ständig am Leib gebunden unter meiner Hose. Die Überfahrt sollte mehrere Tage dauern. Wir füllten unsere Rucksäcke, mehr konnten wir nicht mitnehmen. Denn, hätte ich meine kleine Tochter tragen müssen, hätte mein Sohn alle drei Rucksäcke zu schleppen gehabt. Mitten in einer Nacht startete das überladene Boot. Es war ein altes Holzboot, keines jener Schlauchboote, die später meistens genutzt wurden. Viele Leute weinten, waren aber dennoch froh, dem sichereren Leben in Europa entgegen zu kommen. Während des Tages schien die heiße Sonne auf die gedrängten Menschen und erhöhte die Temperatur untereinander. Ich breitete mein Kopftuch aus, um damit auch die Kinder vor der Sonne zu schützen."

Wenige hatten was zu essen und zu trinken dabei, einige teilten ihre Güter. Amira trank nur wenig, um den Durst ihrer Kinder löschen zu können. Apathisch geworden verlor sie das Gefühl für die Zeit und wusste nicht mehr, welcher Tag es war und in welcher Stunde sie sich befanden. Mütter stillten ihre Babys und reinigten sie mit Salzwasser, das immer wieder ins Boot schwappte. Frauen halfen sich untereinander: Wenn eine Frau, um auf die Toilette zu gehen, ein Gefäß benötigte, wurde sie von Anderen mit Tüchern vor den Blicken der Männer geschützt. Die Menschen hatten wenig zu trinken, das Bedürfnis zu urinieren ließ nach.

An einem frühen Morgen sollten sie an Land kommen. Plötzlich wurde das Boot angeschossen. Dabei starben einige Personen, die über Bord geworfen wurden. Amira drückte ihre Kinder tief ins Boot und merkte, dass ihre Füße bereits nass waren und sich immer mehr Wasser ansammelte. Es war noch dunkel und sie wusste jetzt, dass sie es nicht schaffen würden. Zuerst waren alle ruhig, dann brach Panik aus. Menschen gingen über Bord, andere rissen Holzteile aus den Bänken, um sich im Wasser daran festzuhalten. Amira beschwor ihre Kinder bei Allah, sich an ihrem Gürtel festzuhalten, denn sie wollte dorthin versuchen zu schwimmen, wo sie die wenigen Lichter erahnen konnte. Dann kenterte das Boot. Alle fielen durcheinander und ihr Sohn verlor dabei seinen Rucksack, dem er nachtrauerte. Die Kleine schluckte, zappelte und schrie und Amira war froh, sie schreien zu hören. Sie hatten also überlebt und hingen an ihrem Gürtel. Mit zwei Kindern am Gürtel voranzukommen war sehr beschwerlich. Der Sohn imitierte die Schwimmbewegungen seiner Mutter, während die Tochter nur zappelte.

Der Mond schien spärlich und beschien schwach die Kronen der sanften Wellen. Das Wasser war kalt und Amiras Kräfte schwanden. Rechts und links schrien Menschen um Hilfe, die nicht schwimmen konnten und sanken. Einige versuchten sich vorübergehend an Amira zu klammern, wurden aber von ihr weggestrampelt. Ihre Kraft brauchte sie für sich und ihre Kinder. Andere zogen an ihr vorbei.

Amira konnte nicht einschätzen, wie lange sie so überleben konnte. Dann sah sie ein treibendes Brett vor sich, auf das sie die Arme legen und sich ein wenig ausruhen konnten. Langsam erkannte die junge Mutter, dass sie es so mit ihren Kindern nicht bewältigen würde, an Land zu kommen. Sie musste sich gegen eine Person entscheiden, damit es zwei schafften. Ging sie, würden die Kinder das Ziel erreichen und in der Fremde überleben können? Der Sohn vielleicht. Aber ihm die kleine Schwester aufzubürden? Welches der Kinder hätte mehr Chancen zu überleben? Der Sohn eher. Er zeigte mehr Kraft im Wasser. „Ich weinte und betete laut zu Allah und bat ihn um die richtige Entscheidung und um Verzeihung. Ich hatte meine Tochter schon einige Zeit nicht mehr gehört, gab ihr einen Kuss auf die Stirn und löste sie vom Gürtel."

Um sie herum war alles still geworden. Wer noch lebte, war müde und kraftlos. Mutter und Sohn trieben erstarrt und sich am Holzbalken klammernd auf der Wasseroberfläche und als es dämmerte, konnten sie die Küste erkennen. Aber auch sie und die anderen, die an ihren kleinen Rettungsinseln hingen, wurden gesehen. Plötzlich hörten sie erneut Schüsse und Amira wünschte sich, dass sie sterben könnte. Ihr Sohn sollte überleben. Wenigstens er.

Habibi, wir sind gerettet

Aber es kam anders: Als ein Rettungsboot die im Wasser treibenden Flüchtlinge aufnahm, fühlte sich Amira leblos, auch wenn sie wusste, dass sie überlebt hatte. „Ich war regungslos geworden vor Trauer und Kälte und konnte mich nicht mehr bewegen. Habibi, flüsterte ich. Wir werden gerettet!" Ihre Stimme wird langsam lauter, als sie mir darüber berichtet. „Mein Sohn antwortete nicht mehr und sein blutender und durchlöcherter Körper wurde zurückgelassen." Amira hatte den Streifschuss an ihrem linken Bein gar nicht bemerkt. „Ich stand noch einige Zeit am Ufer in der Hoffnung meine Kinder würden angeschwemmt und ich könnte mich entschuldigen und verabschieden. Ich hatte es geschafft und doch nicht. Die Plastiktüte hing noch an meiner Taille, sonst hatte ich nichts mehr, was mir wichtig war. Ich hatte alles verloren!"

Westliche Geschäftsinteressen

Wütend hörte ich mir Amiras Geschichte an und konnte mich ihrer Traumatisierung nicht entziehen. Wütend darüber, dass auch wir Teil der Probleme im Orient sind und mit Waffenverkauf in die Region am Leid der Menschen verdienen. Westliche Geschäftsinteressen und machtpolitische Einflüsse über Jahrzehnte im Nahen und Mittleren Osten führten zu vielen Radikalisierungen der Völker. Und hätte Washington nicht gezielt Kriege im Nahen Osten initiiert und Parteien und Politiker gefördert, hätte es kein 9/11 gegeben und vieles andere in Folge auch nicht (Lüders 2015).

Im Amnesty Report 2014/2015 ist zu lesen, dass 2014 „Die Zahl der Binnenflüchtlinge bei 7,6 Mio. lag, weitere rund 4 Mio. Menschen waren in andere Länder geflohen." (Amnesty International 2015). Was für eine Völkerbewegung und wir alle haben so getan, als hätten wir damit nichts zu tun. Es geschieht nicht nur in Syrien, sondern in vielen anderen Ländern auch, dass einerseits Krieg, Terror und Gewalt und andererseits Hunger, Arbeitslosigkeit und Aussichtslosigkeit Menschen vertreiben. Diese Katastrophen spiegeln unsere Gleichgültigkeit wider, die jahrelang unsere Politik ausmachte. Jetzt kommen die Menschen zu uns und suchen Schutz. Und durch sie sind wir nicht nur gezwungen, sondern haben auch die Chance, uns zu fragen:

- Was heißt Europäer und Europäerin zu sein?
- Wer gehört zu Europa?
- Was wollen wir in Europa?
- Welche Werte vertreten wir?
- Wie sieht unsere völkerrechtliche Grundlage aus und was gibt unsere Verfassung her, um Menschen in Not zu helfen?

3.4.2 Ghulam aus Afghanistan, 2. Teil

Es gibt zahlreiche Hazaravölker in verschiedenen Ländern. Viele Hazara sind aus Afghanistan vertrieben worden oder sind geflüchtet. Der 19-jährige Ghulam stammt aus einer Familie der Hazara, die im Zentrum Afghanistans leben. Seine Familie wohnt in Kotak, einem Ort, der im Westen der Band-e-Amir-Seen liegt.

Ghulam wusste von den geschichtlichen Entwicklungen nicht viel und kam bis kurz vor der Flucht auch nie aus seinem Tal heraus. Aber er wusste um die Diskriminierungen seines Volkes, um Bedrohungen, Terror und Völkermord in Bamiyan. Die Hazara sind zu einem großen Teil mongolischer Abstammung, was man den meisten ansieht. Sie sind ein mutiges und streitbares Volk und kamen im 13. Jahrhundert durch Dschingis Khan in die islamische Region, andere gingen nach China. In Afghanistan bilden sie die drittgrößte ethnische Gruppe, sprechen Farsi und sind Schiiten, die eine religiöse Minderheit im Land sind. In den vergangenen 150–200 Jahren kam es wiederholt zu Aufständen gegen die in Kabul herrschenden, sunnitischen und Paschtu sprechenden Paschtunen. Diese sehen sich als die eigentlichen Afghanen, betrachten die Hazara als Eindringlinge und akzeptieren sie nicht.

Diskriminierung seines Volkes

Das alles hatte Ghulam in seinem kurzen Leben selbst schon erlebt. Der Großvater war zum Held geworden, weil er sich an die Spitze einer Verteidigungsgruppe gesetzt hatte und sein Leben riskierte. Sein Sohn, Ghulams Vater, war auch einer, der Menschenmassen gut organisieren konnte und mit dabei war, wenn es etwas zu verteidigen gab. „Besonders schlimm waren die sunnitischen Taliban." Das erlebte der Junge schon im Herbst 1998, als man unbewaffnete Männer in der Stadt Bamiyan gefangen nahm und etwa 1.800 Zivilisten umgebracht hatte. Zwei seiner Onkel waren dabei.

Sunnitische Taliban

In Afghanistan entwickelte sich eine politische Widerstandsbewegung gegen die Taliban, der die verfolgte Gruppe der Hazara beitrat. Viele Hazara waren längst nach Quetta in Pakistan geflohen, Ghulams standhafte Familie nicht. 2014 fürchtete Ghulams Familie wieder ein Massaker, als das Tal aufgeräumt werden sollte. „Die Taliban wollten im Tal für Ordnung sorgen, hieß es. Als sie meine Mutter entführen wollten, schrie sie und weinte. Mein Vater wollte sie den Männern entreißen. Er wurde erschossen und meine beiden älteren Brüder, die zur Hilfe eilten, wurden erschlagen." „Was haben sie mit deiner Mutter gemacht?", wollte ich wissen. „Ich weiß es nicht, sie haben sie weggeschleppt." Der junge Mann hatte Tränen in den Augen und schnupfte und tat sich sichtlich schwer, über die Familientragödie zu sprechen. Aber er wusste auch, dass

Seine Mutter, eine ungewöhnliche Frau

dieses Erlebnis, bei dem sich sein Leben plötzlich und unwiderruflich verändert hatte, dass diese Geschichte wichtig war zu erzählen, um die Flucht zu verstehen und den Asylgrund in Europa zu bestärken. „Ich konnte mich verstecken und musste das Ungeheuerliche aus der nahen Entfernung beobachten. Mein Freund hielt mich fest und steckte mir seinen Schal in den Mund, damit ich nicht schreien konnte. Ich wollte wegucken und nicht zusehen müssen, aber ich befürchtete, meine Mutter nie mehr sehen zu können. So habe ich sie jede Sekunde betrachtet, bis sie am Ende mit drei Männern, die sie festhielten, weinend verschwand." Ghulam hatte seine Mutter nie mehr gesehen und konnte nicht erfahren, wohin sie gebracht wurde. Längere Zeit hatte er nach ihr gefragt und gesucht, aber vergebens. „Meine Mutter war eine intelligente und wissbegierige Frau. Sie war 4 Jahre in der Schule, musste sie aber abbrechen, weil eine Krankheit ihre Schwestern zu Tode brachte und meine Mutter dann im Haushalt mehr arbeiten musste. Beide Eltern besuchten eine Schule und wir Söhne auch. Das war gar nicht so üblich."

Sein Vater, ein mutiger Mann

Ghulam unterbrach seine Erinnerungen, wischte sich mit seinem Ärmel die Tränen aus dem Gesicht und verstummte. „Wie haben sich deine Eltern kennengelernt?", wollte ich wissen und gab ihm ein Taschentuch. „Sie waren Nachbarskinder und meine Mutter war anders als die anderen Mädchen damals. Mein Vater liebte wohl ihre Schönheit, Neugierde und Offenheit, mit der sie zwar zurückhaltend war, aber doch immer an Informationen kam. Darüber sprach er immer wieder mal. Und meine Mutter fand ihn mutig und stark. Er war ihr Löwe. Sie hatten so viele Pläne zu Beginn ihres gemeinsamen Lebens. Mein Vater wollte sein Feld vergrößern oder ein zweites kaufen. Meine Mutter wollte sich weiterbilden, das hatte sie sich zur Hochzeit versprechen lassen." Ghulams Mutter musste eine selbstbewusste Frau gewesen sein und sein Vater einer, der das akzeptieren konnte. Das war im ländlichen Leben schon etwas Besonderes, denn er riskierte von den Männern ausgelacht zu werden, als Einer, der seine Frau nicht im Griff habe.

„Beide wollten uns nacheinander zur Ausbildung in die Stadt bringen. Der eine Bruder war schon Automechaniker geworden und war wieder zurückgekommen. Der zweite Bruder wollte Arzt werden. Das klappte nicht, aber er wurde in der Krankenpflegeschule angenommen. Beide Brüder hatten Bräute zuhause, die auf sie warteten." Ich hatte den Eindruck, dass Ghulam nicht weiter erzählen wollte und fragte ihn: „Und was wolltest du machen? Was waren deine Träume?" „Ich wollte eigentlich Pilot werden, aber das ging in Afghanistan damals nicht. Da auf mich keine Frau wartete, dachte ich darüber nach, zur Ausbildung das Land zu verlassen. Aber ich musste solange warten, bis beide Brüder verheiratet waren und sich um unsere Eltern kümmern konnten."

Seine Träume zerplatzten und alles war anders gekommen. Was sollte der junge Mann im Bamiyan-Tal noch tun? Er konnte sich nicht mehr versorgen und litt Hunger, solange er das Feld seines Vaters nicht verkauft hatte. Zum Militär wollte er nicht, weil er keinen bewaffneten Kampf ausüben wollte. Das Leben in Bamiyan wurde härter und unsicherer, Überfälle und Anschläge nahmen zu und er hatte es nach einigen Monaten schließlich aufgegeben, seine Mutter zu finden. „Ihr Vergehen war, dass sie immer wieder zu einer befreundeten Nachbarin ging, die Lehrerin war, um dort zu diskutieren und zu lernen. Das passte den Taliban nicht. Die Lehrerin wurde inhaftiert, die Kolleginnen meiner Mutter wurden ausgepeitscht und meine Mutter … Na, du weißt schon."

So wuchs mit seinem Freund zusammen die Idee heran, zuerst Bamiyan und später auch Afghanistan zu verlassen, um in Europa in Frieden leben zu können. „Ich war in Not und musste aus dem Tal raus. So war die Reiseidee gekommen. Sie war da, setzte sich jeden Tag durch, quälte mich in den Nächten und bestimmte mein Leben. Ich konnte sie nicht mehr zurückdrängen und ich vertraute sie meinem Freund an. Ich musste sehr vorsichtig sein, um mich nicht zu verraten. Dann stellte sich heraus, dass mein Freund auch an eine Flucht gedacht hatte." Längst hatte Ghulam sich den Ring seines Vaters mit dem roten Stein genommen und über seinen eigenen rechten Zeigefinger gesteckt und Fotos seiner Eltern und Brüder in den Plastiksack verstaut.

Diese Fluchtberichte sind nichts Besonderes, aber für die Personen, die das erlebt haben, ist die eigene Geschichte eine Tortur. Syrien und Afghanistan sind nur zwei Länder. Es gibt mehrere Länder, in denen die Bevölkerung aus verschiedenen Gründen Not leidet und sich auf den beschwerlichen Weg nach Europa und Deutschland macht.

In Frieden leben

3.5 Islamische Regionen – muslimische Bevölkerung

- **Ein Drittel der Weltbevölkerung sind Christen, ein Fünftel Muslime**

Sollten Sie davon ausgehen, dass Muslime ausschließlich im Orient leben oder in arabischen Ländern, täuschen Sie sich. Insgesamt gehören über 1 Mrd. Menschen dem Islam an. Muslime bilden die zweitgrößte Religionsgemeinschaft. Rund ein Viertel aller Staaten der Erde hat eine muslimische Bevölkerungsmehrheit. In Europa leben etwa 30 Mio. Muslime, sagt Bassam Tibi (2016). In den vergangenen eineinhalb Jahren seien etwa 1,6 Mio. Muslime nach Deutschland gekommen, sodass jetzt etwa 6,5 Mio. Muslime unter uns leben. Die überwiegende Mehrheit kann man als sogenannte **Kulturmuslime** (Schröter 2016) bezeichnen, die einige Rituale der **Fünf Säulen des Islam** (▶ Kap. 6) einhalten, aber nicht radikal leben. Es sind unsere Nachbarn, Arbeitskollegen, Verkäuferinnen, Freundinnen und Ehepartner. Wir sollten also mehr voneinander wissen.

3.6   Zusammenfassung

Länder im Vorderen und Mittleren Orient zerfallen und die Lebensgrundlagen der Menschen werden zerstört. Das konnten wir aus den Berichten von Amira und Ghulam erfahren. Es werden sich in weiteren Ländern Unruhen, Krisen und Kriege entwickeln. Wir müssen davon ausgehen, dass im Zuge großer Flüchtlingswellen, die auf uns zukommen können, mehr Menschen aus dem Nahen Osten und afrikanischen Ländern nach Europa gelangen. Das werden Christen und jedenfalls auch weitere Muslime sein.

Literatur

Amnesty International (2015) Amnesty Report 2014/2015. Fischer, Frankfurt

Çalişkan S (2016) Vorstellung des Amnesty International Reports 2015/2016 am 05.02.2016, Berlin

Deggim Ch, Harzig Ch (1987) Deutschland im Gepäck. Deutsche Auswanderung zwischen 1875 und 1880. Wirtschaftsverlag, Bremerhaven

Hecht-El Minshawi B (2016) Luftsprünge und Lebenswurzel. Meine interkulturellen Wege. Ulrike Helmer, Sulzbach/Taunus

Hecht-El Minshawi B, Kehl-Bodrogi K (2004) Muslime in Beruf und Alltag verstehen. Business zwischen Orient und Okzident. Beltz, Weinheim und Basel

Hoehne K et al. (2015) Verlorene Welten. Dokumentation der Reihe Terra X, ZDF. Ausgestrahlt am 08.11.2015

Lüders M (2015) Wer den Wind sät. Was westliche Politik im Orient anrichtet, C.H.Beck, München

Reinhard W (2016) Die Unterwerfung der Welt. Globalgeschichte der europäischen Expansion. C.H. Beck, München

Schröter S (2016) Viele Flüchtlinge sind Muslime. Was trennt uns, was eint uns? Chrismon, Juli 2016, Frankfurt a. M.

Tibi B (2016) Europäisierung des Islams oder Islamisierung Europas? Vortrag auf der Konferenz mit dem Thema Welcher Islam gehört zu Deutschland? vom 29.April 2016, Frankfurter Forschungszentrum Globaler Islam

Kulturelles Verhalten

© Springer-Verlag GmbH Deutschland 2017
B. Hecht-El Minshawi, *Muslime in Alltag und Beruf*,
DOI 10.1007/978-3-662-53375-8_4

Wer andere besucht, soll seine Augen öffnen, nicht den Mund.
(Aus dem Afrikanischen)

Dieses Kapitel beschreibt die Entwicklung und Bedeutung kulturellen Verhaltens allgemein. Wir treffen mit unterschiedlichen Erwartungen und Bildern aufeinander. Es sind Annahmen und Vorstellungen, die sich in unserer Lebenssituation sozialisiert haben und unser Verhalten leiten. So begegnen wir auch Migranten und Flüchtlingen aus dem Vorderen Orient und Nordafrika und müssen im Zusammensein doch oft unsere Einstellungen überprüfen.

4.1   Kultur ist die Basis allen Verhaltens

Kulturelle Fettnäpfchen

Muslime und Christen aus dem Nahen Osten und Afrika und Europa begegnen sich seit langer Zeit privat und beruflich. Dies ist nicht neu. Ebenso lange gibt es ein gewisses Unverständnis auf beiden Seiten wegen der unterschiedlichen Art, das Leben zu gestalten. Dabei bestehen trotz allem gegenseitiges Interesse und eine ausgeprägte Neugierde, aber auch Vorurteile und zahlreiche kulturelle „Fettnäpfchen" sind bekannt.

Weil sich in der Flüchtlingsarbeit kulturelle Differenzen einerseits, aber auch gemeinsames Interesse an gelungener Kooperation zur Integration andererseits gezeigt haben, möchte ich mit diesem Buch einen Leitfaden liefern, um Ihre Begegnung mit Muslimen in Alltag und Beruf zu erleichtern.

Kulturelles Verhalten kann unterschiedlich sein, je nachdem, in welcher nationalen und regionalen Kultur die Menschen zu Hause sind. In afrikanischen Ländern, südlich der Sahara, wird manches anders gelebt, als in den Städten oder auf dem Lande in Nordafrika, Südostasien oder im Vorderen und Mittleren Osten. Menschen mögen zwar Muslime sein, aber Ideen, Überzeugungen und Verhaltensweisen haben auch damit zu tun, was sie erleben, wo sie leben, welcher Schicht, Generation und welchem Geschlecht sie angehören, welche Rolle sie privat einnehmen und wie ihre berufliche und allgemeine Lebenssituation ist. So lernen Menschen,

- wie sie miteinander umgehen,
- wie sie ihre Ziele erreichen möchten,
- wie sie Probleme lösen werden.

Alle Menschen lernen das im Kontext ihrer spezifischen geschichtlichen, kulturellen, religiösen und ökonomischen Einflüsse ihrer Lebenswelt. Begegnungen und Aktivitäten sind, wie menschliche Tätigkeiten überhaupt, abhängig von gesellschaftlichen und kulturellen Faktoren, von denen die Religion nur einer ist. Nicht anders als in den diversen christlich geprägten Ländern, weisen die soziokulturellen Charakteristika auch innerhalb der islamischen Welt eine große Variationsbreite auf. Traditionen und gesellschaftliche Umgangsweisen geraten dabei nicht selten mit den Vorschriften und ethischen Werten der Religion in Konflikt.

4.2   Kulturendiversität

Kultur ist die Grundlage der Identität. Verhalten ist kulturbedingt und Ausdruck von Identität. Wie sich Menschen im Alltag, in Schule und Beruf verhalten, lernen sie durch traditionelle, z. B. kulturelle und religiöse, Werte und Normen ihrer Gesellschaft und durch die historische Epoche (Geschichte, Ökonomie, Ökologie, Politik, Kunst) in der sie leben. Mit unserer individuellen sogenannten Kulturbrille erkennen wir, wenn Andere ein anderes kulturelles Verhalten zeigen und bewerten es.

> Kulturbrille

■ **Was ist Kultur?**

Kultur setzt sich zusammen aus der **Nationalkultur** (beispielsweise die deutsche oder die afghanische, syrische, libysche Kultur usw.) und aus der **Volksgruppenkultur** (die Bayern, die Kurden, die Paschtunen, die Perser, die Araber). Hinzu kommen kulturelle Unterschiede hinsichtlich der Region (die Städter, die Küstenbewohner, die Bauern, die Nomaden), der Religion (die Buddhisten, die Christen, die Hindus, die Juden, die Muslime), des Geschlechts (die Frauen, die Männer), der Generation (die Alten, die Jungen) und der daraus folgenden Gesellschaftsschicht. Viele Einflüsse spielen für unsere Kultur eine Rolle, z. B. ob wir die Chance haben alphabetisiert zu werden und zur Schule zu gehen, religiös erzogen zu werden und gläubig oder atheistisch zu sein, eine Familie zu gründen oder alleine zu leben, uns anstellen zu lassen oder selbstständig tätig zu arbeiten. Deswegen sind Muslime nicht gleich und Christen auch nicht. Es gibt Personen, die sich nicht als Deutsche beschreiben, aber als Bayerin oder Münchnerin und andere, die sich Araber oder Beduinen nennen, aber nicht Syrer oder Tunesier.

> Kultur ist Identität

4.3   Kulturdimensionen

Es kann für Personen, die mit Flüchtlingen arbeiten, hilfreich sein, wenn sie unbekannte Verhaltensweisen von Migranten erklärt bekommen. Dazu ist es von Vorteil, sich mit Kulturdimensionen auseinander zu setzen. Verschiedene internationale Forscher und Forscherinnen haben sich mit individuellen Wertvorstellungen und kulturellen Darstellungen im Verhalten von Menschen diverser Regionen der Welt beschäftigt und unterschiedliche Kulturmuster und Verhaltensweisen identifiziert. Die meisten Menschen des Orients und Okzidents verhalten sich im privaten und beruflichen Alltag anders als Europäer, weil sie anderen moralischen, kulturellen und religiösen Regeln gehorchen.

> ### Orient und Okzident
>
> Während im Osten, im **Orient** bzw. im Morgenland, die Sonne aufgeht, geht sie im Westen, im **Okzident** bzw. Abendland, unter.

Es ist immer auch eine Frage des geografischen Standpunktes: Von Deutschland aus gesehen haben wir eine ungefähre Vorstellung, wo der Orient liegt. Der Blick von Afghanistan und Syrien etwa zum Okzident ist ähnlich diffus. Von China aus betrachtet kann Ägypten zum Okzident gezählt werden, aus unserer Sicht ist Ägypten der Orient. Ebenso wie die geografische Grenze so sind auch die Lebensweisen der Völker hier und dort in vielem nicht mehr eindeutig definierbar: Einerseits hat die westliche Lebenskultur längst Spuren im Orient hinterlassen, andererseits werden die kriegerischen Auseinandersetzungen in manchen orientalischen Ländern deren Lebenskultur zu uns tragen. Wie schon Goethe schrieb: Orient und Okzident sind nicht mehr zu trennen.

- **Was sind Werte?**

> ### Werte
>
> **Werte** sind einordnende Gedanken und Einstellungen zu zentralen Aspekten im Leben, wie z. B. zur eigenen Person und der Familie, zu Freunden und zur Lebensplanung, zur Gesellschaft und zur Umwelt. Handeln kommt danach.

Bipolare kulturelle Verhaltensweisen

Man kann sich vorstellen, wie unterschiedlich bewertende Gedanken der Menschen im Vorderen Orient und in Europa sein können. Beispielsweise gehen interkulturelle Trainerinnen und Trainer seit Jahren davon aus, dass Personen aus dem Orient eher der kollektivistischen Lebensweise zusagen, während im Westen eher die individualistische bevorzugt wird. Man kann sich in einer einzelnen Wertehaltung aber auch täuschen, wenn man eine kleine Gruppe, zusammengesetzt aus Vertretern verschiedener Länder mit einem ähnlichen Lebenshintergrund und der gleichen Lebensplanentwicklung vergleicht. Um Ihnen eine Vorstellung über kulturelle Unterschiede zu geben, finden Sie anschließend einige kompakt zusammengestellte bipolare Ergebnisse und Aussagen verschiedener Kulturforscher, die Ihnen eine mögliche Zuordnung zu den Kulturdifferenzen erleichtern sollen. Aber seien Sie vorsichtig mit der Zuschreibung, nicht alle Deutsche und nicht alle Araber oder Berber sind gleich, schon gar nicht alle Europäer, Asiaten oder Afrikaner.

- **Was sind kulturelle Unterschiede?**

Menschen tragen unzählige kulturelle Unterschiede in sich, nicht nur zwischen Frauen und Männern, Alten und Jungen, verschiedenen Kontinenten und Ländern usw., sondern beispielsweise auch in der Art des Kommunizierens und der Wertevorstellungen, dessen was wir wichtig für unser Leben finden, der Lebensplanentwicklung und Menschenbilder. Dennoch kann es Gemeinsamkeiten von Personen der gleichen Generation oder Berufsorientierung geben, wie etwa die Individualität und Zielorientierung, die sowohl bei Flüchtlingen und bei uns zu verzeichnen sind.

Kulturelle Unterschiede und Gemeinsamkeiten

Edward T. Hall (1981) unterscheidet in Kulturen
- **monochronic time** (Menschen, die in begrenzten Zeitintervallen einen Vorgang nach dem anderen erledigen)
  - bzw. **low context culture** (Menschen, die körperliche Distanzen und die Sachebene bevorzugen)
- versus **polychronic time** (Menschen, die viele Dinge zur gleichen Zeit tun)
  - bzw. **high context culture** (Menschen, die in der Kommunikation die Beziehungsebene privilegieren).

Geert Hofstede (2010) spricht von Menschen bzw. Kulturen, die eher
1. individualistisch oder kollektivistisch leben (sich selbst in Familie, mit Freunden oder in der Firma entweder als Einzelperson sehen und dementsprechend handeln oder als Teil der Gruppe),
2. viel oder wenig hierarchische Machtdistanz benötigen (autoritären oder demokratischen Führungsstil bevorzugen),
3. hohe oder niedrige Unsicherheitsvermeidung zeigen (Probleme oder Konflikte durch mehr oder weniger Vorsichtsmaßnahmen und Absicherungen vermeiden),
4. maskuline oder feminine Verhaltensweisen zeigen (Prestige, Erfolg gegen soziale Werte und Lebensqualität aufwiegen),

5. langfristig oder kurzfristig planen (Leben und Arbeiten vorausschauend organisieren oder spontan regeln).

Trompenaars und **Hampden-Turner** (2012) beschreiben kulturelle Verhaltensweisen von Menschen innerhalb der „Sieben Kulturdimensionen":

1. Universalismus (Regeln) oder Partikularismus (Beziehungen): Menschen, die sich verpflichten, eher Regeln zu befolgen oder andere, die eher Personen und Beziehungen folgen.
2. Kollektivismus oder Individualismus: Menschen, die eher in Gruppen leben oder andere, die ihr Leben allein gestalten.
3. Neutral oder emotional: umfasst die Spannbreite ausgedrückter Gefühle. Gefühle werden eher kontrolliert oder gezeigt.
4. Spezifisch oder diffus: umfasst die Spannbreite der Betroffenheit. Es wird eher zielgerichtet-direkt oder indirekt kommuniziert.
5. Status erreichen durch Leistung oder Ansehen: Anerkennung durch eigene Leistung oder durch den zugeschriebenen Status, z. B. der Familie oder der Firma, erreichen.
6. Umgang mit Zeit: langfristig oder kurzfristig planen. Leben und Arbeiten wird eher vorausschauend organisiert oder eher spontan geregelt.
7. Einstellung zur Umwelt: Natur beeinflussen oder lassen, eher kontrollieren oder sich den Einflüssen anpassen.

Die meisten Personen, die sich in der Wissenschaft und auch in Seminaren mit kulturellen Unterschieden beschäftigen, benutzen die Forschungsergebnisse von Geert Hofstede und Trompenaars und Hampden-Turner, um das Verhalten von Menschen in diversen Ländern und Situationen verstehen zu können. Trompenaars und Hampden-Turner beziehen sich in ihrer Forschung auf Hofstede, wie viele andere Forscher auch.

Richard D. Lewis (2000) macht sich in seinen Forschungen von den Kollegen weitgehend unabhängig. Seine Ergebnisse sind so aufbereitet, dass sich Personen anhand von Fragen nach 3 Kategorien selbst einschätzen können. Deshalb empfehle ich mit den Kulturmerkmalen von Lewis zu arbeiten. Dennoch ist es von Bedeutung, sich mit den Grundlagenforschungen von Hofstede und Trompenaars und Hampden-Turner und anderen zu beschäftigen. Sie geben einen ersten Einblick in kulturelle Unterschiede. Richard D. Lewis clustert seine Ergebnisse in Verhaltensweisen von Menschen mit eher

▬ **linear-aktiven** Kulturmerkmalen: sach- und zielorientiert, kühl, logisch, realistisch,

- **multi-aktiven** Kulturmerkmalen: personenorientiert, warm, emotional, impulsiv,
- **re-aktiven** Kulturmerkmalen: dialogorientiert, höflich, gefällig, harmonisierend.

Die oben genannten Kategorien beschreiben extreme Verhaltensweisen sowohl in die eine als auch in die andere Richtung. Niemand trägt ausschließlich eine dieser Zuschreibungen (die Deutschen oder eben die Araber, die Christen oder die Muslime). Es sind Neigungen, die in Gruppen bei der Mehrheit vorkommen. Jedes Individuum verhält sich in bestimmten Situationen meist nur tendenziell in einer zugeschriebenen kulturellen Weise. In jeder Region der Welt sind bestimmte kulturelle Verhaltensmuster zu finden, manche in dominanter Häufigkeit. Sie werden Kulturdimensionen, kulturelle Charakteristika, Kulturkategorien oder -merkmale und Kulturstandards genannt. So sind z. B. Deutsche im Beruf mehrheitlich individualistisch und zielorientiert eingestellt, demgegenüber jedoch arabische, afrikanische und asiatische Menschen tendenziell eher kollektivistisch und beziehungsorientiert.

So wird es möglich „die Deutschen" oder „die Araber", „die Muslime" oder „die Christen", „die Frauen" oder „die Männer" allgemein zu beschreiben. Sie merken, wie ungerecht das sein kann, weil es immer Abweichungen von der Norm gibt. Deshalb müssen wir vorsichtig sein mit solchen Generalisierungen, denn selbstverständlich kann jedes Individuum von der Norm abweichende, eben ganz andere Verhaltensweisen zeigen, weil sich Persönlichkeit neben den gelernten Kulturkategorien der Umgebung entwickelt, auch aufgrund von geerbten Charaktereigenschaften und Talenten. Die deutsche Gesellschaft mit ihren zahlreichen Singles ist ebenso ein kultureller Ausdruck von Lebensplanentwicklung, wie die Vorliebe der Menschen aus dem Nahen Osten und Nordafrika, in Familien und größeren Einheiten zu leben. Begrüßungsrituale, das Essen mit Besteck, Stäbchen oder mit Händen sind Beispiele für Kulturstandards. Die Art und Weise, wie Organisationen strukturiert und gestaltet sind, ob flache oder steile Hierarchien bevorzugt werden und wie man sich in ihnen zurecht findet, wie sich Zuverlässigkeit, Pünktlichkeit und Respekt zeigen oder was unter Arbeit und Arbeitsklima verstanden wird, ist auch kulturell geprägt und kann sehr verschieden sein.

In den 1980er-Jahren hat **Shalom Schwartz**, ein Psychologieprofessor aus Jerusalem, seine Theorie grundlegender individueller Werte und 19 Wertehaltungen entwickelt und mit internationalen Kollegen überprüft, das Schwartz-Werteschema (Wirtschaftspsychologie aktuell 2012):

Kulturdimensionen,
Kulturmerkmale,
Kulturstandards

- **Selbstbestimmung** (self-direction): dass man eigene Gedanken (1) und Handlungen (2) fördern und bestimmen möchte;
- **Anregung** (3) (stimulation): dass man neugierig auf Neues und auf Herausforderungen ist;
- **Genussstreben** (4) (hedonism): dass man Vergnügen und Sinnesfreuden anstrebt;
- **Erfolgsstreben** (5) (achievement): dass man Erfolg erzielen möchte;
- **Macht** (power): dass man Vormachtstellung anstrebt, um andere zu steuern (6) (dominance) und Ressourcen kontrolliert (7), um über Sach- und Finanzmittel zu verfügen;
- **Ansehen** (8) (face): dass man das eigene Image pflegt und Bloßstellung vermeidet;
- **Sicherheit** (security): dass man die persönliche Sicherheit (9) und die gesellschaftliche Beständigkeit (10) schätzt;
- **Tradition** (11): dass man die kulturellen, familiären und religiösen Traditionen ehrt;
- **Angepasstheit** (conformity): dass man Regeln (12), Gesetze und Pflichten befolgt und sich anpasst (13) und jemanden zu ärgern oder zu schaden vermeidet;
- **Bescheidenheit** (14) (humility): dass man erkennt, selbst im Gesamtgefüge relativ bedeutungslos zu sein;
- **Wohlwollen** (benevolence): dass man Fürsorge (caring) (15) trägt für Angehörige einer Gruppe, die einem nahesteht (z. B. der Familie) und ein verlässliches (dependability) (16) und vertrauenswürdiges Mitglied einer bestimmten Gruppe (z. B. des Freundeskreises) sein möchte;
- **Das Ganze im Blick** (universalism): dass man sich für die Gleichheit, die Gerechtigkeit und den Schutz aller Menschen einsetzt (concern) (17), die natürliche Umwelt bewahrt (18) und diejenigen zu verstehen und anzuerkennen (tolerance) (19) versucht, die anders sind als man selbst.

> **❯❯** Wer nach Genuss, Erfolg und Macht strebt, wird weniger das Ganze im Blick haben. Und wer sich besonders angepasst verhält, wird wenig nach neuen Dingen und Herausforderungen suchen.

Individuelle Orientierung

Diese grundlegenden individuellen Wertehaltungen prägen Persönlichkeitszüge und Menschenbilder. Sie werden in der Forschung oder praktischen interkulturellen Arbeit anhand von vielen Fragen, die hinter den Kategorien stehen, eruiert und verglichen. Dennoch ergeben sich mitunter andere Ergebnisse als bei den vorhergehenden

Forschungsarbeiten, auch wenn im Schwartz's Werteschema einige Kulturdimensionen der oben genannten Kulturforscher zu erkennen sind. So vermute ich beispielsweise, dass die jungen, gut ausgebildeten Flüchtlinge aus Syrien und anderen Ländern längst nicht mehr so sehr kollektivistisch orientiert sind, wie das noch in den früheren Forschungen von Hofstede und Trompenaars als Ergebnis festzustellen war.

> Aus alledem folgt, dass generalisierende Aussagen über die soziokulturellen Gegebenheiten, die das Alltags- und Berufsleben in den islamischen Ländern von Indonesien bis zur West-Sahara beeinflussen, nur bedingt möglich sind.

Und dass viele Sitten, z. B. Tücher zu tragen oder Schuhe vor die Tür zu stellen nicht islamisch sind, sondern arabisch, auch Christen tun es. Einige charakteristische Merkmale jedoch, die vermehrt in der islamischen Welt aufgrund kulturell-religiöser Gemeinsamkeiten anzutreffen sind, sollen in den nächsten Kapiteln hervorgehoben und erläutert werden. Es handelt sich dabei um soziokulturelle Merkmale, die traditionellen Gesellschaften im Allgemeinen eigen sind und somit auch unter andersgläubigen Minderheitengruppen innerhalb einer dominant islamischen Bevölkerung angetroffen werden können. Etwa bei den Kopten in Ägypten oder bei den Katholiken, Evangelikalen und Protestanten in Syrien, dem Libanon und dem Irak. Auch bei Jesiden und Kurden, Assyrern und Armeniern und Syriaken und anderen. Es kann davon ausgegangen werden, dass diese Merkmale sich mit zunehmender Modernisierung der jeweiligen Gesellschaften, z. B. in Großstädten abschwächen und westlich geprägten oder gegebenenfalls auch universalistisch-islamischen Normen und Werten weiterhin weichen werden. Obwohl Kultur nie statisch ist, sondern immer ein sich verändernder, beeinflussbarer Prozess, müssen wir davon ausgehen, dass Wertehaltungen, Persönlichkeitszüge und Menschenbilder, dass kulturelles Verhalten und Gewohnheiten nicht schnell veränderbar sind.

Zu allen Zeiten haben es die Menschen im Orient verstanden, mit den Spannungen, die aus der Konfrontation zwischen ihren jeweiligen soziokulturellen Traditionen und der **Scharia** erwuchsen, produktiv und flexibel umzugehen. Die kulturell und regional bedingte Vielfalt zwischen den islamischen Regionen der Welt aufzuheben und einen einheitlichen, strikt schariakonformen Islam durchzusetzen, ist das erklärte Ziel des gegenwärtig an Aktualität gewinnenden Islamismus gesteuert vom **Wahhabismus** aus Saudi-Arabien.

Wahhabismus – schariakonformer Islam

> **Scharia**
>
> **Scharia** ist das religiöse Gesetz des Islam. das den Gläubigen „den Weg weisen" soll.

4.4   Biografischer Rucksack und individuelle Kultur

Kulturelle Prägung

„Das individuelle Verhalten einer Person ist zusammengesetzt aus den geerbten Eigenschaften, erlernten Kulturmustern in den Sozialisationsphasen und der gelebten kulturellen Situation durch Rolle und Status. Kulturelles Verhalten ist dynamisch, passt sich langsam an und verändert sich nach Situation, Alter und Erfahrung. Selbst aus derselben Familie können Geschwister mit sehr unterschiedlich ausgeprägten kulturellen Verhalten heranwachsen, je nachdem z. B. welchem Geschlecht sie angehören und welche Rolle sie in der Familie einzunehmen haben, wo sie ihren Platz in der Geschwisterreihe haben, wie alt sie sind, welche persönlichen Talente und Charaktereigenschaften sie mitbringen oder welchen Beruf sie deshalb wählen." (Hecht-El Minshawi und Szodruch 2008). Genau genommen hat jede Person ihre spezifische Kulturprägung, auch wenn es Ähnlichkeiten zwischen Menschen gibt.

Beispielsweise kennen wir alle das Gefühl, dass eine Person eines fremden Landes einem selbst sehr nahe sein kann. Wir sprechen gerne von Seelenverwandtschaft. Schauen wir genauer hin, kann es sein, dass wir der gleichen Generation und dem gleichen Geschlecht oder der sozialen Klasse angehören oder denselben Beruf ausüben, obwohl wir originär aus sehr unterschiedlichen Nationalkulturen und ethnischen Gruppen stammen.

Biografischer Rucksack

Im **Biografischen Rucksack** (Hecht-El Minshawi 2008) tragen wir alle individuellen Erfahrungen mit uns, ob wir sie mögen oder nicht. Sie genauer anzusehen ist Bedingung, sich selbst kennen zu lernen, die eigenen Kompetenzen zu erfahren und Schwächen zu akzeptieren. Vor diesem Hintergrund wird es leichter möglich, Menschen mit uns fremden Verhaltensweisen zu akzeptieren und mit interkulturellen Stresssituationen leichter umzugehen.

4.5   Verschiedene kulturelle Einstellungen

In Schule und Arbeit

Treten in der Schule mit arabischen Kindern Konflikte auf, kann es an unterschiedlichen kulturellen Einstellungen etwa zum Islamverständnis liegen, z. B. daran, dass

- buchstabengläubige Muslime mit liberalen zusammentreffen und auch mit Personen, die nicht dem Islam angehören,
- sie davon ausgehen, dass Korantexte heilig sind und nicht infrage gestellt werden dürfen,
- sie der sogenannten Wahrheit blind folgen, damit sie nicht, falls sie das nicht tun würden, unter Ängsten leiden müssten.

Es kann aber auch daran liegen, dass sie mit der sexuellen Freiheit um sich herum nicht umgehen können, weil im islamischen Extremismus und politischen Islam die Sexualität tabuisiert ist. Weichen sie davon ab, geht das mit Angst einher. Oder es liegt an anderen kulturellen Faktoren, an dem, was wir unter Pünktlichkeit und Zuverlässigkeit oder Respekt und Respektieren, Organisation und Systematik verstehen. Die meisten muslimischen Flüchtlinge kommen aus Haushalten mit sehr strengen Regeln, die sie einzuhalten gelernt haben.

Das ist für Erwachsene im Berufsleben nicht anders. Probleme können z. B. auftreten, wenn der deutsche Kollege (eher individualistisch) eine direkte Entscheidungskompetenz hat, aber der arabische oder afghanische (eher kollektivistisch) zur Abstimmung auch seine Vorgesetzten (oder sein Familienoberhaupt) im Hintergrund einbeziehen möchte. Flüchtlinge merken, dass Arbeit zwar Arbeit ist, doch was sie uns in Deutschland bedeutet und was wir damit verbinden, ist kulturell verschieden zu ihnen. Die Arbeits- und Wirtschaftsethik ist folglich auch verschieden. Alle Menschen beschreiben sich als zuverlässig, doch was dies in der einzelnen Situation bedeutet, ist kulturell gelernt und somit meist unterschiedlich. Sogar die Art und Weise über Probleme zu kommunizieren und Konflikte zu bearbeiten, ist kulturell divers (▶ Kap. 7).

4.6   Zusammenfassung

Menschen sind verschieden und in ihrem Biografischen Rucksack tragen sie diverse Erfahrungen mit sich, mit denen sie die Begegnung mit anderen regeln. Um das Kommunikationsmuster der anderen Person zu verstehen, besonders bei extrem unterschiedlicher Art und Weise, müssen beide versuchen, die andere Perspektive einzunehmen.

Literatur

Hall E (1981) Beyond Cultures. Anchor Books, New York
Hecht-El Minshawi B (2008) Interkulturelle Kompetenz. Soft Skills für die internationale Zusammenarbeit. 2. Aufl. Beltz, Weinheim und Basel

Hecht-El Minshawi B, Szodruch M (2008) Weltweit arbeiten. Gut vorbereitet für Job und Karriere im Ausland. Redline, München

Hofstede G (2010) Cultures and Organizations - Software of the Mind: Intercultural Cooperation and Its Importance for Survival. McGraw-Hill books, Columbus, OH

Lewis R D (2000) Handbuch internationale Kompetenz. Mehr Erfolg durch den richtigen Umgang mit Geschäftspartnern weltweit. Campus, Frankfurt a. M.

Trompenaars A, Hampden-Turner Ch (2012) Riding the Waves of Culture: Understanding Cultural Diversity in Global Business. 2nd Edition, Nicholas Brealey Publishing, UK

Wirtschaftspsychologie aktuell (2012) Lernen von Shalom Schwartz, Werteverdopplung, http://www.wirtschaftspsychologie-aktuell.de/lernen/lernen-20121114-shalom-schwartz-werteverdopplung.html. Zugegriffen: 13.07.2016

Sitten und Gebräuche der Muslime

© Springer-Verlag GmbH Deutschland 2017
B. Hecht-El Minshawi, *Muslime in Alltag und Beruf*,
DOI 10.1007/978-3-662-53375-8_5

Verurteile keinen, in dessen Schuhe du nicht gelaufen bist!
(Indianische Lebensweisheit)

Viele muslimische Flüchtlinge sind sogenannte Kulturmuslime, die
mehr auf die kulturellen Bräuche achten als auf die religiösen, sich
aber sonst nach dem Mainstream-Islam verhalten. Eine große Anzahl von Personen, auch von jenen, die schon länger in Deutschland sind, leben einen liberalen Islam. Dem gegenüber stehen die
Islamisten, die den politischen Islam verfolgen. Dann gibt es noch
die Anhänger des fundamentalistischen Dschihadismus und des
extremistischen Salafismus. In diesem Kapitel geht es um den Islam
generell, um das Wahrnehmen und Interpretieren, um die islamische Lebensethik und die Pflichten der Muslime.

5.1   Wahrnehmen und Interpretieren

Was ist typisch?

Aus eigener Erfahrung weiß ich, „wenn ich in anderen Ländern
unterwegs bin, dass jede Form zu reisen oder in einem fremden
Land zu leben, heikle bis peinliche Situationen zutage bringen kann.
Kulturelle, traditionelle oder auch moralische Lebenseinstellungen
von Menschen in anderen Ländern, machen es uns oft schwer. In
jeder fremden Situation wird unsere Selbstdarstellung gespiegelt,
werden wir mit unserer kulturellen Überzeugung konfrontiert und
vor allem werden eigene Gewohnheiten widergespiegelt. Manchmal kann es unerträglich sein festzustellen, wie sehr wir selbst in der
Landeskultur verhaftet, wie sehr wir „typisch deutsch" oder „typisch
arabisch" sind." (Hecht-El Minshawi und Szodruch 2008). Doch
was ist typisch, wenn nur rund die Hälfte einer Gruppe einem sogenannten typischen kulturellen Merkmal entspricht? Wie können
wir etwas als typisch islamisch bezeichnen, wenn wir nicht einmal
wissen, wie Muslime in den einzelnen Ländern aufgewachsen sind
und wie sie ihren Alltag gestalten? (Hecht-El Minshawi und Kehl-
Bodrogi 2004). Wenn wir zwar merken, dass Muslime mit anderen
Wertevorstellungen leben, aber wir nicht wissen, mit welchen bzw.
was sie bedeuten?

Verhalten ist Regelwerk

Um eine Brücke zwischen verschiedenen Lebenskonzepten, etwa
aus dem Vorderen Orient und Deutschland, zu errichten, benötigt
man eine hohe Sensibilität für fremde kulturelle Standards und ein
kritisches Selbsterkennen für die eigenen. Dabei ist es wichtig, die
geltenden Umgangsweisen zwischen Frauen und Männern, Alten
und Jungen, Vorgesetzten und Untergeordneten zu erkennen. Treffen
Menschen mit zwei verschiedenen kulturellen Verhaltensmustern
aufeinander, können sie sich beide hinsichtlich ihrer Normalität

und ihrer Differenzen beobachten. Zwei oder mehrere Regelwerke müssen personal, situativ und kulturell miteinander abgestimmt werden. Das gelingt leichter, wenn beide Seiten Kenntnisse über die charakteristischen Merkmale und Typiken der jeweils anderen Kultur haben. Und das genau ist eine Herausforderung für Personen, die in der Flüchtlingsarbeit tätig sind, aber auch ihre Chance.

Bei jeder Reise beispielsweise, bei der wir mehr oder weniger einen Einblick in das sogenannte normale kulturelle Verhalten der Einheimischen bekommen, ist das neue Land dennoch eine Terra incognita. Wie eine Person, die beginnt einen Berg zu erklimmen, entwickeln wir schließlich unser Bild über die anderen Menschen und über das unbekannte Land. Wir wundern uns über das, was wir sehen, dabei entspricht es nicht einmal immer der Realität. Wir sehen mit unseren Augen, nehmen wahr und interpretieren. Auch bei hohem Interesse dauert es oft lange und bedarf mehrerer Reisen und Auseinandersetzungen mit den Menschen dort und ihrer Kultur, bis unser Bild realistischer wird. Und wir müssen parallel dazu auf gewohnte Interpretationen verzichten.

Es gibt äußerlich wahrnehmbare und äußerlich nicht wahrnehmbare kulturelle Unterschiede zwischen Menschen. Wir lassen uns von den wahrnehmbaren Signalen schnell zu einer Bewertung und Abwertung verleiten.

Terra incognita

Beispiel: Einschätzung – Fehleinschätzung

Begegnen sich ein Deutscher und ein Afghane, der westlich-modisch gekleidet ist, mag der Deutsche denken: „Er ist modern, er ist wie wir." Dahinter steht sein Empfinden (und Hoffen): „Er ist (fast) europäisch. Das wird wohl nicht schwierig mit ihm." Später, zu Hause, im Kreise der Familie, wird der Afghane wahrscheinlich die traditionelle Rolle einnehmen, die er als Sohn, Vater, Ehemann oder Bruder hat. Trifft dieser Deutsche einen nach afghanischer Sitte gekleideten Mann, wird er vielleicht eher davon ausgehen: „Er ist traditionell, er ist konservativ." Und dann denkt der Deutsche: „Die Gespräche könnten problematisch werden."

Auch muslimische Frauen, die im Orient ein Tuch, einen Hijab, Niqab oder einen Schleier tragen, die zwar aus der Perspektive ihrer Länder modern gekleidet sind, aber aus europäischer Sicht konventionell (was oft negativ bewertet wird), können falsch eingeschätzt werden. Haben diese Frauen leitende Positionen inne oder arbeiten sie beispielsweise als Schulleiterinnen oder Projektmanagerinnen, kann es sein, dass sie sogar besser ausgebildet sind als ihre europäischen Kolleginnen und faktisch mehr Macht haben und Geld verdienen, als Frauen in Deutschland.

> Menschen zeigen in ihrem Verhalten ein erlerntes
> kulturelles Muster. Personen einer bestimmten Gruppe,
> z. B. „die Araber" oder „die Deutschen" verhalten sich
> womöglich dem Muster islamische oder christliche Kultur
> entsprechend. Nicht alle Araber oder Afrikaner und
> nicht alle Deutschen oder Europäer entsprechen diesem
> Kulturmuster, bestehend aus vielfältigen kulturellen Puzzles
> und Mosaiksteinen.

Wenn sich etwa 40–60 % der Personen aus dem Nahen Osten
oder Afrika in einzelnen Bereichen scheinbar typisch verhalten
(▶ Abschn. 4.3, z. B. kollektive Beziehungs- und Dialogorientie-
rung, Gläubigkeit, multi-aktiv, flexibler Umgang mit Zeit), dann ist
dies die Beschreibung der einen Seite einer bipolaren Einordnung.
Erst wenn sich zwei Kulturmuster begegnen, kann unterschieden
werden. Die anderen werden dann z. B. bezeichnet als die Europäer,
die Deutschen, die Christen, die Araber, die Muslime, die sich auf
eine bestimmte Art und Weise verhalten. Interpretiert wird „Sie sind
so … !". Dies geschieht unbewusst und ohne zwangsläufige Notwendigkeit. Menschen neigen dazu, wenn sie Personen mit anderen
Verhaltensweisen sehen, dahinter ein Muster zu erkennen, welches
dann, abweichend vom eigenen, bewertet wird. Gläubigkeit wird
zu Fundamentalismus, geschicktes Verhandeln zur „islamischen
Schläue".

Beiderseitiges Staunen   So geht es auch Flüchtlingen, die sich über vieles wundern,
was sie in Deutschland vorfinden. Sie beobachten uns und können
längere Zeit nicht verstehen, was uns wichtig ist und warum wir dies
und jenes so und anders tun. Etlichen ist schon auf der Flucht über
die Balkanroute aufgefallen, dass Frauen und Männer anders miteinander umgehen, etwa nebeneinander laufen und nicht, wie z. B.
in Afghanistan oder in ländlichen Gebieten in arabischen Ländern,
hintereinander, wobei der Mann vornan läuft. Oder dass die Röcke
der Frauen Richtung Europa immer kürzer wurden und Beine zu
sehen sind. Auch Helferinnen und Helfer, die mit Flüchtlingen arbeiten, wundern sich mitunter über deren Verhalten und Kleidung.

5.2   Landkarte der Wirklichkeit

Mosaiksteine des Lebens   Kommunizieren und Handeln sind Prozesse, die Abläufen folgen,
welche durch die Umwelt, die Identität, die Glaubenssätze, die Fähig-
keiten und das Verhalten bestimmt sind. Daraus entstehen Mosaiksteine unseres Lebens, schreibt Alfred Korzybski (2016) und auch
die Sprache, um damit adäquat umzugehen und uns mitzuteilen.

❯❯ Die Wirklichkeit jedoch verändert sich im Anpassungs-
prozess immer wieder. Also verändern sich auch die
Landkarte und die Sprache. Das ist **Integration** in eine neue
Umgebung.

■ **Was bedeutet das?**

Jede Person wertet, kommuniziert und agiert normal, eben so, wie
sie es in ihrem Umfeld gelernt hat und gewohnt ist zu tun. Wir entwickeln Bilder voneinander, die ein Regelwerk mit auf sich bezie-
henden sogenannten logischen Feldern sowie notwendigen und
schlüssigen Verbindungen sind. Menschen passen sich peu à peu
an neue Situationen an, auch an eine z. B. durch Krieg veränderten
Wirklichkeit.

Die einzelnen logischen Felder sind miteinander verflochten
und bedingen sich immerfort gegenseitig. Sie beziehen sich laufend
aufeinander. Dieser Vorgang hat auch Einfluss auf individuelles und
kollektives kulturelles Verhalten und auf die Kompetenz, Fremdes zu
erkennen. Dadurch, dass wir Ideen haben, etwa im Krieg zu überleben, und Fähigkeiten nutzen, z. B. eine Flucht zu organisieren,
beeinflussen wir unser und anderer Leute Verhalten, zeigen unsere
Überzeugung, unsere politischen Werte und Ziele, was Auswirkungen auf die Umgebung hat. Das eigene Wertesystem ist derart mit
uns verbunden, dass wir es immer mit uns tragen, egal, wo wir uns
aufhalten und welche Rolle wir einnehmen. Diese zweite Haut ist die
Grundlage, mit der wir anderes Verhalten bemerken und bewerten.

Die Komplexität, die hinter dem **Modell der logischen Felder** zu
erkennen ist, lässt ahnen, dass es schwierig sein kann,

- fremd-kulturelle Dimensionen (individuelle, lokale, regionale,
  nationale, internationale, religiös-spirituelle) zu verstehen;
- über globale und verflochtene Abhängigkeiten und moralische
  Implikationen nachzudenken;
- sich ein reales Bild über das kulturelle Verhalten der Menschen
  aus anderen Ländern zu machen;
- inter- und transkulturelle Prozesse, Kommunikationsstile,
  religiöses und geschlechtsspezifisches Verhalten, Globalisierung und Ethik im internationalen Umfeld zu bewerten;
- sich für anderes/fremdes Verhalten zu sensibilisieren.
- Und das Schwierigste ist, das eigene Verhalten in der
  Begegnung zu erkennen, zu relativieren und anzupassen.

Alles, was wir erfahren, wird mit unseren Normen und Werten verknüpft. Die meisten Menschen in islamischen Gesellschaften sind
keine fundamentalistischen, aber gläubige Muslime, die ein schick-
salsgebundenes – Allah wird es richten! –, vorbestimmtes Leben

Zweite Haut

Allah wird es richten

führen. Sie bevorzugen es in Gemeinschaften (Familie, Freunde, Moschee) zu leben. Üblicherweise steht ein Mann seiner Gemeinschaft vor (der Stammesführer dem Stamm, der Älteste der Familie, der Mann der Frau, der Bruder der Schwester). Menschen aus dem Westen hingegen verstehen sich als Individualisten, die ihr Leben selbst in die Hand nehmen, für ihr Glück selbst verantwortlich sind. Sie sind ganz auf sich gestellt, in erster Linie für sich verantwortlich.

5.3   Abgemacht ist abgemacht

Eine weitere Falle kann sich hinter folgender Situation verbergen: Vielen Personen westlicher Gesellschaften ist es wichtig, sich auf gemeinsam getroffene Absprachen inhaltlich und zeitlich genau einstellen zu können, denn sie sind in erster Linie für sich verantwortlich. Werden diese von anderer Seite nicht so eingehalten, wird dieses Verhalten als unzuverlässig interpretiert. Von der anderen Seite her gesehen, kann es aber sein, dass die Absprache in einem viel globaleren zeitlichen Ablauf gesehen wird.

> ⦿ „Abgemacht ist abgemacht" oder „Vertrag ist Vertrag"
> gilt nicht immer und nicht für alle, nur für bestimmte
> Kulturgruppen, zu denen die Deutschen gehören.

Absprachen sollten Veränderungen zulassen können. Wer sich im Mittleren und Vorderen Orient und Afrika nicht flexibel zeigt, ist den Menschen dort eher suspekt. Das gilt auch für Flüchtlinge hier. Entsprechen z. B. Heimleiter, Lehrkräfte und andere Vorgesetzte nicht ihren Erwartungen, kann dies zunächst als mangelnde Kompetenz gesehen werden, bis sie lernen, dass es hier anders läuft:
- Dass Absprachen einzuhalten sind und
- dass Absprachen durchzusetzen, Kompetenz bedeutet.

Es kann lange dauern, bis Flüchtlinge lernen, was hinter „Abgemacht ist abgemacht" steht und warum es uns in vielen Situationen wichtig ist, dass wir uns daran halten.

■ Was ist bei uns anders als bei Muslimen?

Nicht alle Personen aus dem Nahen Osten und Afrika sind gleich, nicht alle Afghanen, Iraner (Perser) und Araber, auch nicht alle Muslime, Christen oder Juden. Morgenland und Abendland, Orient und Okzident, östliche und westliche Welt, Islam und Christentum: Oft sind wir oder die Anderen anders. Worin wir anders sind, konnten Sie bereits im 4. Kapitel (▶ Kap. 4) lesen. Was das im

Zusammenleben und in der Zusammenarbeit bedeutet, darüber schreibe ich in den nächsten Absätzen und Kapiteln.

5.4 Traditionelle islamische Lebensethik

In der Zusammenarbeit mit Muslimen werden wir stets daran erinnert, dass Spiritualität und Religion mehr sein kann, als eine individuelle Angelegenheit, dass berufliche Kontakte mit Muslimen häufig über kulturelle Normen hinaus auch religiös definierten unterliegen. Daher ist es zunächst wichtig, dass Sie einige der Grundlagen des Islam, der Muslime und der islamischen Ethik kennen lernen:

- Was heißt Islam?
- Wie wirkt sich die Religion im Alltag aus?
- Was sind Muslime?
- Welche Ansichten sind ihnen wichtig?
- Was bedeutet ihnen Familie und Verwandtschaft?
- Wie ist das Zusammensein von Frauen und Männern geregelt?
- Welcher Lern- und Arbeitsethik folgen sie?
- Wie begegnen sie uns?
- Wie erreichen Sie Autorität und Status?

5.5 Islam und Muslime

Was bedeutet nun Islam und wer ist ein Muslim oder eine Muslima?

> **Islam**
>
> **Islam** ist die Bezeichnung der jüngsten monotheistischen Religion, die Anfang des 7. Jahrhunderts n. Chr. auf der arabischen Halbinsel entstanden ist. Das Wort ist abgeleitet vom arabischen Verb aslama (arab. = sich hingeben, sich unterwerfen) und bedeutet vollkommene Hingabe (an Gott), im weiteren Sinne auch Friede und Heil.

Der Islam ist mehr als eine Glaubenslehre: In ihm sind das Bekenntnis des Einen Gottes und die Annahme und Befolgung seiner offenbarten Gesetze, welche sowohl das religiöse wie das soziale, geschäftliche und politische Leben der Menschen regeln, untrennbar miteinander verbunden. Dem Ideal nach kennt der Islam keine Trennung zwischen religiösen und weltlichen Sphären: gesellschaftliche Werte, Normen und Gesetze gelten als von Gott gegeben. Für gläubige Muslime ist der Islam die einzige und wahre Religion, die Gott seit Anbeginn

Allah ist Gott

der Schöpfung durch seine Propheten der Menschheit verkünden ließ. Er ist nach dem Glauben seiner Bekenner Korrektur, Ergänzung und Vervollkommnung aller früheren Offenbarungen, die im Laufe der Menschheitsgeschichte in Vergessenheit geraten oder – wie im Juden- und Christentum – in entscheidenden Punkten verfälscht worden sind.

Der Islam kennt keine Institution, die der christlichen Kirche vergleichbar wäre. Da nach islamischer Lehre kein Mensch und keine Institution Gottes Gnade verwalten oder erteilen kann, kennt der Islam auch kein geweihtes Priesteramt bzw. keinen Klerus. Die wichtigste Funktion im Islam fällt den Rechtsgelehrten zu. Die Moschee ist ein Versammlungsort zum Gebet. Gemeinschaftliche Gebete werden von einem Vorbeter (Imam) geleitet. Dieser kann im Prinzip jeder erwachsener Muslim sein, der sich im Koran und im Ritual gut auskennt. Die meisten Imame verfügen jedoch über eine Vorbeter- und Prediger-Ausbildung. Größere Moscheen verfügen in der Regel über getrennte Bereiche für Männer und Frauen, sodass die Regel der Geschlechtertrennung gewahrt werden kann.

> **Muslime**
>
> Ein Bekenner des Islam heißt **Muslima** oder **Muslim** (Pl. muslimun). Die Bezeichnung beruht auf dem gleichen Wortstamm wie Islam (slm) und bedeutet: der sich (Gott) vollkommen hingibt bzw. sich vollkommen (Gottes Willen) unterwirft.

Das sind etwa 1,7 Mrd. Menschen, Tendenz steigend. Muslime bilden die zweitgrößte Religionsgemeinschaft. Das Bekennen zum Islam nimmt derzeit sowohl bei den Afroamerikanern in den USA als auch bei den Weißen in Europa zu. Muslime leben in jedem Kontinent. Rund ein Viertel aller Staaten der Erde hat eine muslimische Bevölkerungsmehrheit. In Deutschland, Österreich und der Schweiz leben mehr als 4,57 Mio. Muslime.

5.5.1 Sunniten und Schiiten

Die Spaltung des Islam in eine sunnitische und eine schiitische Richtung geht auf Auseinandersetzungen in der Frage zurück, wer nach Mohammeds Tod die politische und religiöse Leitung der Muslime übernehmen sollte. Die Mehrheit, die man später Sunniten nannte, war der Meinung, dass unter der Voraussetzung, dass er dem Stamm des Propheten angehört, jeder Muslim, der über entsprechende

Führungsqualitäten verfügt, **Kalif** (Stellvertreter) sein dürfe. Hauptsache, die Mehrheit der Gläubigen verständige sich auf ihn. Eine Minderheit hielt jedoch **Ali ibn Talib**, den Vetter und Schwiegersohn Mohammeds, sowie seine direkten männlichen Nachkommen – die Imame – für die einzig legitimen Erben des Propheten. Diese Gruppe nannte man die **Schia** (Partei) Alis. Die **Schiiten**, also die Parteigänger Alis konnten sich nicht durchsetzen. Als prinzipielle Opponenten jeder Herrschaft, die nicht von einem Imam ausgeübt wird, unterlagen sie in der Geschichte häufig und unterliegen noch immer Verfolgungen.

Die Schiiten sind ihrerseits in verschiedenen Gruppen aufgespalten. Die zahlenmäßig größte Gruppe stellen die sogenannten **Zwölferschiiten** oder **Imamiten** dar. Diese Gruppe zählt 12 Imame, die direkte Nachkommen von Ali aus dem Geschlecht seines Sohnes Husseyn sind. Der Letzte in der Reihe der Imame befindet sich nach ihrem Glauben seit dem Jahr 873/4 n. Chr. in der sogenannten Großen Verborgenheit. Es heißt, dass er eines Tages als der **Mahdi**, der Erlöser, zurückkehren und die gerechte islamische Herrschaft auf Erden errichten wird.

In der Abwesenheit des verborgenen Imams übernehmen Religionsexperten stellvertretend dessen Aufgaben, während der Rest der Gläubigen verpflichtet ist, deren Meinung Folge zu leisten und Nachahmung (taqlid) zu üben. Auf diese Weise hat sich mit der **Zwölferschia** ein religiöser Stand herausgebildet, der bezüglich seiner Funktion als eine Art islamischer Klerus betrachtet werden kann. Dessen Mitglieder üben im Iran, dem einzigen Land, wo die Schia Staatsreligion ist, im Namen des Mahdi gegenwärtig die politische Macht aus. So schreibt Heinz Halm (1994): „Der Text der Verfassung der Islamischen Republik Iran von 1979 lässt in Artikel 5 der Nennung des verborgenen Imams – als des eigentlichen Staatsoberhauptes – den frommen Wunsch folgen: Möge Gott seine Wiederkunft beschleunigen!"

Die Schiiten haben ihr eigenes Rechtssystem, das von dem der vier sunnitischen (Hanafiten, Schafiiten, Malikiten und Hanbaliten) geringfügig abweicht. Das schiitische Recht beruht neben dem Koran und den Prophetentraditionen (hadith) auf den überlieferten Taten und Aussprüchen der Imame. Im gewissen Sinne ist das schiitische Recht flexibler als das sunnitische, da es die Möglichkeit der selbstständigen Rechtsfindung bzw. vernunftmäßiger Interpretation der Quellen zulässt. Im Bereich der Theologie weicht die Schia nur geringfügig von dem sunnitischen Islam ab. So glauben die Schiiten z. B. daran, dass der Koran von Gott erschaffen sei.

Ein weiteres Charakteristikum der Schia sind die zum Teil dramatischen, von Geißelprozessionen und Theateraufführungen

Eigene Rechtsschulen

begleiteten Trauer- und Bußrituale während 12 Tagen des islamischen Monats Muharrem. Die Schiiten gedenken damit der Ermordung Husseyns, des Sohnes von Ali am 10. Muharrem des Jahres 680 bei Kerbela im Irak.

Etwa 13–15 % der Muslime bekennt sich heute zum schiitischen Islam. Die meisten von ihnen leben im Iran (88 %) und im Irak (50–60 %). Größere schiitische Gemeinschaften existieren auch in Afghanistan, Pakistan, Indien und in Mittelasien, vor allem in Aserbaidschan.

5.6   Religiöses Alltagsverhalten von Muslimen

Flüchtlinge gehören sowohl der sunnitischen, als auch der schiitischen und alawitischen (schiitische Abstammung) Richtung an, andere der wahhabitischen (sunnitische Abstammung). In ihren Heimatländern gibt es Glaubenskämpfe und Kriege zwischen diesen Gruppen, die auch hier durch einzelne Personen immer mehr eine Rolle spielen.

Wer mit Muslimen und Musliminnen zu tun hat oder in der islamischen Welt unterwegs ist, sollte über die rituellen Aspekte des **Mainstream-Islam** Bescheid wissen. Dies ist deshalb so wichtig, da diese – abhängig von der Region und vom Grad persönlicher Religiosität – stark in das öffentliche Leben und in die Arbeitswelt hineinreichen. Rassoul (1991) äußert sich dazu folgendermaßen: „Der Islam ist nicht nur eine Glaubenslehre im Sinne einer Weltanschauung, die sich in einer bestimmten Vorstellung von Gott und der Welt erschöpft. Vielmehr besagt die islamische Lehre, dass Glaube ohne die entsprechende Tat überhaupt kein Glaube ist, dass er sich erst im Handeln des Menschen verwirklicht. Dabei bleibt es wiederum nicht dem Einzelnen überlassen, dies nach eigenem Einsichtsvermögen, Gutdünken und Gewissen zu versuchen, sondern die islamische Lehre gibt ein Normsystem vor, das alle Lebensbereiche umfasst und grundsätzliche bzw. sehr genaue Handlungsanweisungen gibt."

Fünf Säulen

Die islamische Glaubenspraxis beruht auf den sogenannten **Fünf Säulen**. Es sind religiöse Pflichten, durch deren Erfüllung die Gläubigen ihren Gehorsam Gott gegenüber zum Ausdruck bringen.

Es handelt sich dabei im Einzelnen um

- das Glaubensbekenntnis („Ich bezeuge, dass es keinen Gott gibt außer Allah und dass Mohammed der Gesandte Allahs ist."),
- das Gebet,
- die Pflichtabgabe oder Almosensteuer,
- das Fasten im Monat Ramadan sowie
- die Pilgerfahrt nach Mekka.

Im Zusammensein mit Musliminnen und Muslimen werden wir vor allem mit den praktischen Auswirkungen des Gebets und des Fastens konfrontiert. In islamischen Ländern können wir erleben, dass Läden zu den Gebetszeiten geschlossen werden oder dass Gesprächspartner eine Sitzung kurz unterbrechen, um ihr Gebet, vielleicht in einem Nebenraum oder auch in einer nahen Moschee, zu verrichten. Oder man trifft jemanden neben seinem Schreibtisch betend an.

Im Fastenmonat **Ramadan** verlangsamt sich das Leben insgesamt. In Ländern, in denen auf die Einhaltung der Religionsgesetze geachtet wird, werden die meisten Restaurants verschlossen sein. In vielen Hotels können Fremde Mahlzeiten nur hinter Vorhängen zu sich nehmen, die aufgehängt wurden, um den Gläubigen den Anblick der Speisenden zu ersparen und so ihre religiösen Gefühle nicht zu verletzen. Wenn Sie mit muslimischen Erwachsenen arbeiten, stellen Sie sich im Vorfeld besonders vor dem Ramadan auf die kulturellen und religiösen Rituale ein. Die Kenntnis von der Bedeutung der religiösen Pflichten und der Art ihrer Durchführung kann helfen, sich in dem von religiösen Handlungen begleiteten Alltag leichter zurechtzufinden.

> Auch in Deutschland werden gläubige Muslime versuchen, ihre kulturellen und religiösen Rituale zu zelebrieren. Ihre Feste sind ihnen genauso wichtig wie uns Weihnachten und Ostern.

5.6.1 Pflichtgebet

Nach einer überlieferten Aussage von Mohammed ist das Pflichtgebet der tragende Pfeiler des Glaubens. Es gilt als Glaubensbeweis und als höchste islamische Pflicht: Es soll Sühne für begangene Sünden sein und die Gläubigen von dem, was „abscheulich und verwerflich ist" abhalten (Koran, Sure 29, Vers 45). Indem sie das Pflichtgebet verrichten, vergewissern sich die Muslime ihrer Religion und bezeugen ihre Demut vor Gott.

┌─ **Allah** ─────────────────────────────────
│ **Allah** ist das arabische Wort für Gott. Überall auf der Welt
│ rufen Araber, Türken, Perser, Afghanen, ob Muslime oder
│ mancherorts auch Christen, Gott mit diesem Namen an.
└──

Vorgeschrieben sind 5 obligatorische Gebete täglich, die innerhalb genau festgelegter Zeiträume durchzuführen sind. Gebetet wird in

Religiöse Pflichten

Fünf Gebete täglich

der Morgendämmerung, am Mittag und am Nachmittag, am Abend nach dem Sonnenuntergang und schließlich in der Nacht nach Einbruch der Dunkelheit. Die genauen Gebetszeiten, die sich nach dem Stand der Sonne richten, sind heutzutage täglich auch in den Zeitungen nachzulesen. Aber auch ohne Zeitungslektüre können Gebetswillige die Zeiten kaum verpassen: Gebetsrufer (muezzin), erinnern durch lautstarken Ruf aus der Moschee die Gläubigen daran, dass die Zeit zum Gebet gekommen ist.

Beim Pflichtgebet handelt es sich um ein stark formalisiertes Ritual, das aus dem Rezitieren von Koranversen und der festgelegten Reihenfolge verschiedener Körperhaltungen besteht. Seine Verrichtung ist an bestimmte Bedingungen gebunden. So muss die Rezitation der Texte in arabischer Sprache erfolgen und die Betenden müssen bestimmte Kleidervorschriften beachten, die für Mann und Frau unterschiedlich sind. So muss der Körper des Mannes zwischen Knie und Nabel, der der Frauen – mit Ausnahme der Hände, Füße und des Gesichts – vollständig bedeckt sein. Eine weitere Voraussetzung für das Verrichten des Gebets ist, dass sich die Gläubigen im Zustand ritueller Reinheit befinden.

5.6.2 Reinheit und Unreinheit

> **Reinheit, Unreinheit**
>
> **Reinheit** und **Unreinheit** bezeichnen im Islam einerseits Zustände von Menschen, andererseits Eigenschaften von Lebewesen und Dingen. Bei den Menschen sind es bestimmte Handlungen und körperliche Vorgänge, die sie in den Zustand von Unreinheit versetzen.

Dabei unterscheidet das islamische Recht zwischen kleiner und großer Unreinheit. Große Unreinheit wird hervorgerufen durch Geschlechtsverkehr, Gebären, Menstruation und das Berühren eines toten Körpers. Den Zustand kleiner Unreinheit verursachen der Gang zur Toilette, tiefer Schlaf oder Bewusstlosigkeit, eine stark blutende oder eiternde Wunde sowie das Berühren der eigenen Genitalien, einer Person anderen Geschlechts oder unreiner Tiere (Schwein, Hund, Maultier und Esel). Nach den Bestimmungen des schiitischen Rechts macht zudem auch das Berühren eines Nicht-Muslims bzw. Nicht-Muslimin rituell unrein.

Händereichen

Wenn z. B. ein Imam seine Hand einer deutschen Politikerin, wie es im September 2015 geschah, nicht reichen wollte, kann es daran liegen, dass er sie als rituell unrein empfand, weil sie eine

Nicht-Muslimin oder eine Person des anderen Geschlechts ist. Es kann aber auch sein, dass er sich bereits für das Gebet gereinigt hatte und sich nach dem Handschlag noch einmal hätte reinigen müssen. Und es kann genauso sein, dass er der Politikerin den größten Respekt zeigen wollte, indem er sie durch das Verweigern des Händereichens nicht beschmutzen wollte. Das wäre dann ein ehrhaftes Verhalten. Wer weiß? Die Politikerin aber fühlte sich abgelehnt und forderte als Reaktion umgehend ein Gesetz zur Integrationspflicht für Flüchtlinge: „In einem solchen Gesetz müsse festgelegt werden, dass die Zuwanderer allein auf der Basis des Grundgesetzes in Deutschland leben könnten und seine Maßstäbe achteten. Dazu gehöre auch die Anerkennung der Gleichberechtigung von Mann und Frau. … Mit Weltbild von gestern kein Vorbild für morgen" (Fietz 2015). Dagegen ist nichts einzuwenden, doch das trifft möglicherweise nicht unbedingt das Beispiel der Politikerin.

Die Zustände von Unreinheit sind an sich mit keiner negativen Wertung verknüpft. Sie können (und müssen) durch eine entsprechende (große oder kleine) rituelle Reinigung aufgehoben werden. Religiöse Handlungen wie Beten, Fasten, den Koran berühren oder rezitieren, dürfen nur im rituell reinen Zustand erfolgen. Moscheen verfügen über Einrichtungen (Brunnen, Wasserhähne), wo die Gläubigen die kleinen rituellen Waschungen vor dem Gebet vornehmen können. Wenn auch nur eine der genannten Bedingungen nicht erfüllt ist, gilt das Gebetsritual als ungültig und muss wiederholt werden. Während des Gebets befinden sich die Gläubigen im Weihezustand. Jede Handlung, die außerhalb der vorgeschriebenen Rituale liegt, macht das Gebet ebenfalls ungültig: essen, trinken, lachen, sprechen, lautes Entweichen von Darmblähung und anderes mehr. Innerhalb der vorgegebenen Zeiten kann das Pflichtgebet an jedem Ort, allein oder in der Gesellschaft anderer durchgeführt werden. Lediglich das Mittagsgebet am Freitag soll zusammen mit den anderen Gläubigen in der Moschee stattfinden, eine Vorschrift, die jedoch nur Männer betrifft. Frauen beten überwiegend zu Hause, ausgenommen an bedeutenden religiösen Feiertagen.

Überall lesen gläubige Muslime den arabisch geschriebenen **Koran**, obwohl es das Heilige Buch auch in verschiedenen Landessprachen gibt. So wird Arabisch noch heute in die Welt getragen, auch wenn viele die Sprache, mit der sie beten, nicht verstehen. Das rituelle Gebet ist zu unterscheiden von du'a, dem freien Gebet. Wie gewissenhaft Menschen die ihnen von der Religion auferlegten Pflichten befolgen, hängt von der Stärke ihrer persönlichen Religiosität ab. Nicht alle Muslime verrichten die vorgeschriebenen 5 Gebete am Tag. Die einen beten gar nicht oder nur gelegentlich, andere achten lediglich darauf, das Mittagsgebet am Freitag

Unreinheit ist nicht negativ

(dem freien Tag) nicht zu versäumen. Im Allgemeinen wächst mit zunehmendem Alter die Bereitschaft zur möglichst genauen Erfüllung der religiösen Pflichten. Jenseits der Jugendzeit machen sich die Gläubigen verstärkt Gedanken darüber, dass sie am Tage des Jüngsten Gerichts darüber werden Rechenschaft ablegen müssen, ob sie Gottes Gebote zu Lebzeiten befolgt haben.

Beispiel: Händereichen vor dem Gebet
Frau Wulfinger ist auf Dienstreise in Ägypten. Sie hat schon mehrere Tage hinter sich. Heute hat sie keine geschäftliche Verabredung und will sich Kairo ansehen. Als sie an der kleinen Moschee in der Nähe ihres Hotels vorbeigeht, trifft sie auf Herrn Saidi, den sie gut kennt. Während Herr Saidi sie vorher immer ungezwungen mit Handschlag begrüßte, merkt Frau Wulfinger sein kurzes aber unübersehbares Zögern, als sie ihm jetzt die Hand entgegenstreckt. Der Ägypter entschuldigt sich und strebt mit den anderen Gläubigen zum Moscheeeingang.
Was ist vorgefallen? Herr Saidi hatte die rituelle Waschung bereits zu Hause vorgenommen. Würde er Frau Wulfinger die Hand reichen, würde er rituell wieder unrein und müsste die Waschung in der Moschee wiederholen. Da der Muezzin bereits zweimal zum Gebet gerufen hatte, weiß Herr Saidi, dass er schon spät dran ist, was sein Zögern erklärt.

5.6.3 Fasten

Zweck des Fastens

Der Islam schreibt seinen Bekennern das Fasten während der 30 Tage des Monats **Ramadan** vor. Dieser Monat, in dem nach islamischem Glauben der Koran an den Propheten Mohammed herabgesandt wurde und in dem Muslime den entscheidenden Sieg über die heidnischen polytheistischen Mekkaner errungen hatten, gilt als der heiligste des islamischen Jahres. Das Fasten beginnt kurz vor Sonnenaufgang und endet kurz nach Sonnenuntergang. In dieser Zeit müssen sich die Muslime Speise und Trank, des Geschlechtsverkehrs sowie des Rauchens enthalten. Das Fasten ist verpflichtend für alle erwachsenen Männer, die im Vollbesitz ihrer geistigen Fähigkeiten sind sowie für erwachsene Frauen, die frei von der Menstruation sind. Kranke und Gebrechliche sind von der Pflicht des Fastens befreit: Sie können es gegebenenfalls nachholen oder durch angemessene Almosen kompensieren. Dem Fasten wird ein hoher ethnischer und religiöser Wert beigemessen, schreibt Rassoul (1991): „ … indem man dies tut, bezeugt man, dass Allahs Gesetze Vorrang haben vor unseren menschlichen

Bedürfnissen. Dies – der Gehorsam Allah gegenüber, indem man eine von Ihm auferlegte Pflicht erfüllt – ist der eigentliche Zweck des Fastens. Daneben hat das Fasten vielfältigen Nutzen: U. a. lehrt es Selbstbeherrschung, befreit uns von der Macht der Gewohnheit und lässt den Menschen stattdessen anpassungsfähig in seinen Gewohnheiten werden. Es erweckt bei denen, die gewohnt sind, in Wohlstand und Überfluss zu leben, Verständnis und Mitgefühl für Menschen, für die Hunger und Durst alltäglich sind." Es gilt für Muslime zudem als verdienstvoll, einmal im Fastenmonat die Summe, die man an einem Tag für Lebensmittel ausgibt (sadaka-i fitir), den Armen zu spenden.

> **Das Fasten im Ramadan gehört zu den religiösen Praktiken, die weltweit am gewissenhaftesten von den gläubigen Muslimen befolgt werden.**

So werden muslimische Flüchtlinge nicht nur versuchen die Gebete einzuhalten, sondern auch die Fastenzeit ihrer Tradition entsprechend. Andererseits ist es durchaus keine Seltenheit, dass Gläubige die Gebete während des Jahres vernachlässigen, sich aber streng an das Fastengebot im Ramadan halten. Häufig zwingt aber auch der gesellschaftliche Druck zur Konformität, vor allem in einem stark religiösen Umfeld. Wo die Mehrheit fastet, wird man zumindest in der Öffentlichkeit weder Speisen noch Getränke zu sich nehmen. Sogar in einem offiziell säkularen Land wie der Türkei kann es im Ramadan zu Überfällen auf Landsleute kommen, die im Ramadan das Fastengebot öffentlich missachten.

> **Das islamische Jahr ist ein Mondjahr. Sein Beginn verschiebt sich gegenüber dem solaren Kalender jährlich um 11 Tage nach hinten. Entsprechend verschiebt sich der Beginn des Ramadan jährlich um 11 Tage. Der Kalendertag beginnt bei Sonnenuntergang und dauert bis zum nächsten Sonnenuntergang.**

Neben den oben beschriebenen normativen religiösen Praktiken sind Handlungen und Glaubensvorstellungen verbreitet, die einem **Volksislam** zugeordnet werden, wie die Heiligenverehrung. Eine Ausnahme bilden die Wahhabiten in Saudi-Arabien, die nach ihrer Machtübernahme im 19. Jahrhundert die weit verbreitete Heiligenverehrung beendet haben. Als Schutz gegen den Bösen Blick sind in muslimischen Gesellschaften von Nordafrika bis hin in den indopakistanischen Raum Amulette weit verbreitet (Kehl-Bodrogi 2012).

Volksislam – Heiligenverehrung

5.7   Tipps für die Begegnung mit Personen aus dem Nahen Osten und Nordafrika

Um die Zusammenarbeit hier oder Ihre Reise in den Orient zu erleichtern, habe ich noch einmal Listen zusammengestellt, damit Sie nicht in alle Fettnäpfchen treten. Selbstverständlich treffen nicht alle Aspekte auf alle Personen aus dem Nahen Osten und Nordafrika zu. Und vieles hat mit der regionalen Kultur zu tun und nicht zwangsläufig mit dem Islam.

■ **Grundsätzliches**

- Themen (Religion, Politik, das andere Geschlecht), die Gesprächspartner/innen in Verlegenheit bringen könnten, unbedingt vermeiden!
- Als Mann einen muslimischen Mann nicht nach seiner Frau (Mutter, Schwester, Tochter) fragen oder Bemerkungen über sie machen! Als Frau nicht nach dem Hausherrn und anderen Männern fragen!
- Respekt wird besonders von Jüngeren gegenüber Älteren, von Frauen gegenüber Männern, von Untergebenen gegenüber Vorgesetzen bezeugt.

■ **Kommunikation**

- Körperliche Distanz wahren!
- Vorsicht mit Blickkontakt dem anderen Geschlecht gegenüber.
- Zur Begrüßung kurzer, leichter Handschlag oder leichte Verbeugung. Als Frau keinem muslimischen Mann, als Mann keiner muslimischen Frau die Hand reichen.
- Kein direktes „Nein" äußern oder erwarten.

■ **Gast sein – Gäste haben**

- Vor dem Betreten von Wohnungen und Gotteshäusern Schuhe auszuziehen (beim Strümpfe tragen – auf Löcher achten)!
- Es ist besser, nicht sehr hungrig zur Einladung zu kommen: Es kann sein, dass das Essen auf sich warten lässt.
- Als Gastgeschenk Konfekt, Kalender, kostbare Kugelschreiber, Bildbände über Deutschland mitbringen, in letzter Zeit werden auch bunte Blumensträuße in Folie eingepackt verschenkt.
- Gastgeschenke schön und aufwändig eingepackt überreichen.
- Geschenke werden vielerorts nicht in der Gegenwart des Schenkenden ausgepackt.
- Als Gastgeber oder Gastgeberin sollten Sie einheimische Essgewohnheiten und Speisetabus beachten!

- Sind die Gäste ausschließlich Muslime, sollten die Lebensmittel halal sein, also den Vorschriften des Islam entsprechend zubereitet sein.
- Bieten Sie kein Schweinefleisch und keinen Alkohol an! Das wäre haram. Wenn doch, unbedingt kennzeichnen.
- Der Gast setzt sich erst hin, wenn der Gastgeber sich gesetzt bzw. ihm einen Platz zugewiesen hat.
- Im Beisein anderer die Beine nicht übereinander schlagen und nicht mit den Fußsohlen auf jemanden zeigen.
- Fordern Sie Ihre Gäste öfter zum Essen und Trinken auf.
- Erst nach mehrmaliger Aufforderung Essen und Getränke annehmen.
- In der Türkei fangen Gäste mit dem Essen an. (Sind sie sehr jung, dann sollten sie älteren Personen den Vorrang anbieten.)
- Speisen nicht mit der linken Hand anbieten (besonders nicht im arabischer Orient)!
- Beim Essen wird die rechte Hand (die saubere Hand) benutzt, die linke ist für Schmutzarbeiten vorgesehen. (Linkshänder, die ihre rechte Hand wirklich nicht benutzen können, sollten dies den direkten Tischnachbarn sagen und darum bitten, mit der linken Hand essen zu dürfen, weil das ihre saubere ist.)
- Ungefragt reden – besonders als junge Person – ist traditionell unerwünscht.
- Rauchen im Beisein von älteren Personen schickt sich nicht!
- Wird das Essen auf dem Boden sitzend eingenommen, Füße nicht auf das Tuch legen, auch nicht die Fußsohlen zeigen. (Für Frauen sind lange, weite Röcke zu empfehlen, die über die Füße gelegt werden können, für Männer bequeme Hosen.)
- Ist das Essen nach längerer Zeit beendet und der Kaffee getrunken, gehen die Gäste recht schnell nach Hause.
- Haustiere sollen unbedingt fern gehalten werden.

- **Körperpflege**
- Frauen in islamischen Ländern rasieren sich um rein zu sein, ihre Beine und Achselhaare, damit die Behaarung weder durch Strumpfhosen noch aus dem Ärmelausschnitt zu sehen ist.
- In islamischen Ländern (besonders in Südost-Asien) ist es verpönt, die Nase laut zu putzen, aber über Schmatzen und lautes Rülpsen in einigen Ländern muss man sich nicht wundern.

- **Öffentlichkeit**
- Im Beisein anderer die Beine nicht übereinander schlagen.
- Obwohl diese Marotte weltweit zunimmt, sind Hände in den Hosen- oder Kostümtaschen (besonders bei jungen Leuten) nicht gern gesehen.

- Es gibt zwar immer mehr Essen auf der Straße zu kaufen, doch traditionell soll in der Öffentlichkeit nicht gegessen werden, besonders nicht in der Zeit des Ramadan.
- Nicht mit dem Finger auf jemanden, auf etwas zeigen.
- Nicht den Kopf einer Person berühren (auch dies gilt besonders in Südost-Asien).

5.8   Zusammenfassung

Es gibt auf beiden Seiten bisweilen ein großes Unverständnis für kulturelle und religiöse Verhaltensweisen und deshalb auch viele Möglichkeiten für Fettnäpfchen. Dennoch: Oftmals haben Menschen ein Gefühl dafür, was sich schickt oder nicht und regeln ihr Verhalten danach.

Literatur

Fietz M (2015) Klöckner fordert Gesetz zur Integrationspflicht für Flüchtlinge. http://www.focus.de/politik/deutschland/imam-verweigerte-handschlag-kloeckner-fordert-gesetz-zur-Integrationspflicht-fuer-fluechtlinge_id_4965163.html, Zugegriffen: 16.09.2016

Halm H (1994) Der Schiitische Islam. Beck, München

Hecht-El Minshawi B, Kehl-Bodrogi K (2004) Muslime in Beruf und Alltag verstehen. Business zwischen Orient und Okzident. Beltz, Weinheim und Basel

Hecht-El Minshawi B, Szodruch M (2008) Weltweit arbeiten. Gut vorbereitet für Job und Karriere im Ausland. Redline, München

Kehl-Bodrogi K (2012), Amulettwesen, Krankenheilung und Heiligenverehrung. Religiöse Alltagspraktiken unter Muslimen. In: Pfluger-Schindlbeck I (Hrsg) Welten der Muslime. Reimer, Berlin

Korzybski A (1995) Science and Sanity. Institute of General Semantics, Eaglewood, New Jersey, USA

Rassoul MA (1991) Was ist Islam. Verlag Islamische Bibliothek, Köln

Traditioneller und globaler Islam

© Springer-Verlag GmbH Deutschland 2017
B. Hecht-El Minshawi, *Muslime in Alltag und Beruf*,
DOI 10.1007/978-3-662-53375-8_6

Das Haus stirbt nicht, das einen Gast willkommen heißt.
(Aus dem Afrikanischen)

Es bereitet Europäerinnen und Europäern anfänglich große Schwierigkeiten, sich auf die Normen und Werte einzustellen, die in islamischen Ländern, manchmal auch bis in nichtislamische Communities, den Umgang der Geschlechter miteinander regeln. In diesem Kapitel geht es um einige Aspekte des Familienlebens und der Beziehungen zwischen Frau und Mann. Weiterhin geht es um die Achtung gegenüber westlichen Frauen.

Weltweit leben etwa 1,6 Mrd. Muslime. Die Anzahl der muslimischen Bevölkerung in Europa und insbesondere in Deutschland ist vage und widersprüchlich und wird in den meisten Quellen sehr überschätzt. Es gibt keine offizielle Statistik. Deshalb gebe ich hier keine Zahlen weiter. Die Muslime werden in Deutschland anhand der Herkunftsländer geschätzt, als ob die Bevölkerung in allen Herkunftsländern ausschließlich muslimisch wäre. Auch die Mitgliedschaft in islamischen Vereinen wird zur Zählung genutzt.

6.1   Innen- und Außenwelt

Frau und Mann

Kaum eine Gesellschaftsordnung achtet so stark auf die Trennung von Mann und Frau bzw. der ihnen jeweils zugewiesenen Lebensbereiche der Innen- und Außenwelt, wie die islamische. Reiseberichte des letzten Jahrhunderts, wissenschaftliche Abhandlungen und sonstige Berichte über die Lage der muslimischen Frau stammten lange Zeit nur von Männern, die gerade wegen der Geschlechtersegregation keine Einsicht in die Welt der Frauen hatten. Erst neuerdings gibt es Untersuchungen weiblicher Anthropologen, die helfen könnten, durch eine unmittelbarere Einsicht in die gelebte Welt der Geschlechtertrennung die gängige Assoziierung des öffentlichen Raumes der Außenwelt mit Macht und des privaten der Innenwelt mit Machtlosigkeit zu überprüfen.

Vorsicht: falsche Rückschlüsse

Allerdings haben sich innerhalb der städtischen Ober- und Mittelschicht die traditionellen Verhaltensregeln, denen Begegnungen zwischen Männern und Frauen unterworfen sind, mittlerweile vielerorts gelockert. Westlicher Lebensstil in manchen Großstädten der islamischen Länder und modisch gekleidete Frauen am Arbeitsplatz oder junge Mädchen im Minirock bei ausgelassenem Tanzen in der Diskothek, lassen die europäischen Besucher falsche Rückschlüsse ziehen. Denn sie meinen oft, dass ihre „modernen" Normen und Werte ebenso in den islamischen Ländern gelten. Dabei bietet die Nichtein-haltung der dort geltenden Normen und Werte für die Fremden viel-fältige Möglichkeiten, das Anstandsgefühl der Gastgeber zu verletzen.

Beispiel: Strandleben in Dubai

In Dubai etwa wird darüber diskutiert, wie man mit den Bikini-Frau-en an den Stränden, an denen sich weiterhin muslimische Familien aufhalten möchten, umgehen sollte. Viele Muslime fühlen sich an ihren eigenen Stränden nicht mehr wohl, weil sich dort Frauen und Männer aus dem Westen nicht zu verhalten wissen. Man überlegt, die Strände aufzuteilen und abzugrenzen oder die Touristen an die Pools der Hotels zu verbannen.

Um eine möglichst weitgehende Sensibilisierung in diesem Bereich zu erreichen, sollen im Folgenden die für den Islam charakteristi-sche Auffassung von der menschlichen Sexualität und die daraus abgeleiteten Verhaltensnormen zwischen Mann und Frau behan-delt werden.

Beispiel: Der ägyptische Nachbar

Rita und Andreas wohnen seit einigen Monaten in Kairo. Sie ha-ben sich mit ihrem Nachbarn Jusuf angefreundet, der Junggeselle ist. Er hat es sich mit der Zeit angewöhnt, jeden Abend bei den beiden Deutschen vorbeizuschauen. Gelegentlich lädt er sie auch zum Essen ein, oder bringt ihnen Süßigkeiten mit, die seine Mutter zubereitet hat.

Als Andreas einmal für zwei Wochen beruflich verreisen muss, hö-ren die Besuche von Jusuf schlagartig auf. Nach einigen Tagen geht Rita zu ihm hinüber, um ihn wie früher schon so oft, auf ein Glas Tee einzuladen. Der sonst so aufgeschlossene Mann wirkt verlegen und murmelt etwas von einer anstehenden Verabredung. Als Rita ihn in den nächsten Tagen zufällig im Treppenhaus oder auf der Straße trifft, begrüßt er sie nur knapp im Vorbeigehen. Rita kann sich das veränderte Verhalten ihres Nachbarn nicht erklären und fragt sich, ob sie etwas falsch gemacht hat.

Was ist vorgefallen? In Ägypten – wie in den meisten (auch christ-lichen) Gesellschaften des mediterranen und nordafrikanischen Raumes – bezieht sich die Ehre einer Frau in erster Linie auf die Wahrung ihrer Keuschheit (d. h. das Vermeiden vor- und außerehe-licher Beziehungen). Eine ehrenhafte Frau begibt sich daher auch in keine Situation, die Zweifel an ihrer Ehrenhaftigkeit aufkommen lassen könnten, wie z. B. mit einem fremden (also nicht zur engen Verwandtschaft gehörenden) Mann unter vier Augen zu sein. Nach

Bewahren der Keuschheit

vorherrschender Meinung werden sie in einer solchen Situation der gegenseitigen sexuellen Anziehungskraft kaum widerstehen können. Eine Frau, die durch regelwidriges Verhalten ihren ehrenhaften Ruf schädigt, schädigt auch die Ehre der für sie verantwortlichen Männer (Ehemann, Vater, Brüder).

Indem Jusuf Ritas Einladung nicht annimmt und auch Rita nicht hineingebeten hat, als er allein zu Hause war, schützte er sowohl ihre Ehre wie die ihres Mannes, als auch seine. Denn nach traditionellen Maßstäben hätte Andreas, wäre ihm die Begegnung zu Ohren gekommen, ihn und Rita zur Rechenschaft ziehen müssen. Auch wenn Jusuf nicht davon ausgehen musste, von dem Deutschen in einen Ehrkonflikt verwickelt zu werden, war ihm die Situation aufgrund seines verinnerlichten Ehrkodexes unangenehm.

Private und öffentliche Sphäre

Die islamische Gesellschaft zeichnet sich idealerweise – und weitgehend auch in der Praxis – durch die Trennung in eine private, den Frauen und der Familie vorbehaltene und in eine öffentliche, den Männern zugewiesene Sphäre, aus. Obwohl es in der Berufswelt immer öfter anders gehandhabt wird, kommt eine Aufhebung oder Verwischung der Grenze zwischen innen und außen beziehungsweise zwischen Frau und Mann nach der Lehre des Islam einem Verstoß gegen die Ordnung der Schöpfung gleich.

Beispiel: Besuch eines Freundes

Alexander Arnold ist Arzt und musste zu einem Meeting in ein Gesundheitszentrum am Rande von Algier fahren. Nach dem Treffen hatte er noch genügend Zeit, um einen arabischen Freund in der Nähe zu besuchen. Er klopft an dessen Haus an, aber es meldet sich niemand. Weil er schon öfter dort eingeladen war, kennt er sich gut aus. Er klopft wiederholt und geht dann schließlich durch den Hintereingang in den Vorderraum, weil er davon ausging, dass jemand zu Hause sein würde. „Wenn ich schon mal hier bin …", denkt er sich und trifft die 15-jährige Tochter Layla an, die völlig erstaunt und konsterniert reagiert, dabei kennen sie sich.

Was ist vorgefallen? Keine Frage, auch bei uns wird so ein Verhalten kaum gebilligt. Wenn sich Herr Arnold aber in islamischen Kulturen auskennen würde, wüsste er, dass er damit rechnen muss, Frauen im Haushalt anzutreffen. Layla hat den Deutschen vielleicht sogar durch das Fenster gesehen, aber eine anständige Araberin lässt, wenn sie allein ist, keinen Mann ins Haus, der nicht zur engsten Familie gehört.

6.2   Sexualität in islamischen Gesellschaften

Sexualität wird im Islam grundsätzlich positiv bewertet, denn sie ist Teil der menschlichen Natur und somit von Gott gewollt. Ihre Befriedigung gilt – und zwar unabhängig davon, ob sie der Zeugung von Nachkommen oder allein dem Lustgewinn dient – als gottgefälliger Akt und als Vorgeschmack auf die Freuden, die die Gläubigen dereinst im Paradies erwarten.

Der große Moraltheologe und Philosoph Al-Ghazali brachte im 11. Jahrhundert die charakteristisch islamische Bewertung der Erfüllung sexueller Begierde in seiner berühmten Abhandlung über die Ehe wie folgt, zitiert nach Heller und Mosbahi (1999) zum Ausdruck: „Freilich soll der Geschlechtsakt nicht lediglich die Kindererzeugung erzwingen, sondern es ist auch in einer anderen Hinsicht eine weise Einrichtung. Die mit seiner Befriedigung verbundene Lust, mit der sich, wenn sie von Dauer wäre, keine andere vergleichen ließe, soll nämlich auf die im Paradies verheißenen Wonnen hindeuten. Denn es wäre nutzlos, einem eine Wonne in Aussicht zu stellen, die er niemals empfunden hat (…). Die irdischen Vergnügungen sind daher auch insofern von Bedeutung, als sie das Verlangen nach dem dauernden Genuss derselben im Paradies wecken und so einen Ansporn für den Dienst Gottes bilden."

Programmatische Enthaltsamkeit wird im Islam – mit Ausnahme einiger seiner mystischen Strömungen – als Verstoß gegen die menschliche Natur und somit gegen die Schöpfung gewertet. Die Koransure „Oh Gläubige: verbietet euch nicht das Gute, das euch Allah erlaubt hat" (Koran, Sure 5, Vers 88) wird als Ermutigung gelesen, die natürlichen Triebe nicht zu unterdrücken. Diese müssen aber zivilisiert, gewissermaßen domestiziert werden, damit sie kein Unheil in der Gesellschaft anrichten. Sexuelle Befriedigung darf daher, so die islamische Lösung des Problems, nur innerhalb bestimmter, vom religiösen Gesetz vorgegebener Rahmen stattfinden.

Somit geht die positive Bewertung der Sexualität im Islam mit ihrer strengen sozialen Reglementierung einher. Der Rahmen, innerhalb dessen der Geschlechtsakt als legitim anerkannt wird, ist auf die Institution der Ehe beziehungsweise des Konkubinats beschränkt. Jeder Geschlechtsverkehr, der außerhalb der Ehe vollzogen wird, gilt als Unzucht und zieht für alle Beteiligten schwere Strafen nach sich. Dies gilt ebenso für jeden sexuellen Akt, der nicht zwischen Mann und Frau stattfindet.

Darüber hinaus beschränkt der Islam den Ort der Sexualität auf den inneren, privaten Raum. Sexuelle Rede in der Öffentlichkeit ist

Positive Bewertung der Sexualität

Soziale Reglementierung

ebenso tabuisiert wie Austausch von Zärtlichkeiten oder auch nur einfacher Körperkontakt zwischen Männer und Frauen, selbst wenn sie miteinander verheiratet sind. Auch im Familien- und Freundeskreis gebietet es die Scham, die eigene Sexualität vor Personen des anderen Geschlechts zu „bedecken". Auch ein verheiratetes Paar wird es daher in aller Regel vermeiden, in der Gegenwart der Eltern oder der (vor allem älteren) Geschwister sich zärtlich zu berühren oder in ihrer Gegenwart sexuelle Themen anzusprechen. Solche Verhaltensformen waren über lange Zeit auch in christlichen Kulturen vorherrschend. In islamischen Ländern, die keine „sexuelle Revolution" durchmachten, sind sie nach wie vor bindend und beileibe nicht nur auf die mehr traditionell orientierten ländlichen Bevölkerungsgruppen begrenzt.

Natürlich drängt die im Westen mittlerweile alltägliche sogenannte „Tyrannei der Intimität" (Sennett 2008) durch das Fernsehen auch in islamische Familien hinein (mit Ausnahme mancher Länder, wie z. B. der Golfstaaten, wo freizügige Szenen aus westlichen Filmen von vornherein zensiert werden). Die Überprüfung (der Zensur) soll die islamischen Gesellschaften zu sich selbst zurückführen und vor moralischem Verfall retten. Besonders die Islamisten kritisieren die westliche Zivilisation wegen der Auflösung traditioneller islamischer Werte. Es sind die Zerrüttung der Familie, die Auflösung gemeinschaftlicher Solidarität, das Öffentlichmachen des Privaten, Individualismus und Kriminalität, die es mit Hilfe des Islam abzuwehren gilt. Der Einfluss des Westens führt aber nur sehr allmählich zu einer Verschiebung der Schamgrenze, mit Ausnahme stark westlich ausgerichteter, meist städtischer Kreise in einigen Ländern mit dominant islamischer Bevölkerung. Nach geltender islamischer Auffassung sind die Menschen ihrer Sexualität weitgehend ausgeliefert. Es wird im Allgemeinen davon ausgegangen, dass bei der Begegnung zwischen Mann und Frau – soweit sie nicht Mitglieder derselben Kleinfamilie sind – unweigerlich Begierde aufkommt.

Generell wird Sexualität positiv gesehen. Da man davon ausgeht, dass das sexuelle Verlangen der Männer im Beisein von Frauen aktiviert wird, muss der Wunsch nach Erfüllung domestiziert werden. Die Sorge dafür wird in erster Linie den Frauen zugeschrieben, die sich den islamischen Regeln entsprechend sittlich zu verhalten haben. Man hört immer wieder von Grenzüberschreitungen junger Männer in der Pubertät, wie zu Silvester in Köln und an anderen Orten, die mit der Vorstellung nach Deutschland kommen (und dies auch auf der Flucht gehört haben), dass europäische Frauen leicht zu haben sind. Dass ein **Nein** nein bedeutet, müssen manche erst lernen.

6.3   Bedeutung von Familie und Verwandtschaft

Für die meisten Menschen in islamischen Ländern ist die Wahrnehmung der Gesellschaft und des Lebens, wie bereits berichtet, geprägt von Begrifflichkeiten wie „innen und außen".

Ordnung Innen- und Außenwelt

Beispiel: Familienbande

Ahmed (16) und Bashir (15) leben auf dem Lande und sind Nachbarn. Sie sind von der Schule unterwegs nach Hause, als sie miteinander in Streit geraten. Die Auseinandersetzung eskaliert, als sie vor ihren Häusern angekommen sind und die beiden Jungs gehen aufeinander los. Ihre großen Brüder, vom Lärm aufgeschreckt, kommen aus dem Haus und trennen die beiden. Während Ahmed und Bashir noch nach Luft ringen, beschimpfen sich ihre Brüder bereits lauthals und drohen sich gegenseitig Prügel an. Als in den nächsten Tagen Ahmeds und Bashirs Mütter sich auf der Straße begegnen, gehen sie wortlos aneinander vorbei. Ihre Väter hören auf, die Teestube am Ende der Straße zu besuchen. Aus dem Streit zweier junger Hitzköpfe ist ein Streit zweier Familien geworden, die noch nach Ablauf eines Jahres nicht miteinander sprechen.

Was ist vorgefallen? In traditionellen Gesellschaften des mediterranen Raums gilt die Ehre als Familienbesitz. Wenn ein Mitglied der Familie angegriffen wird, erfordert es die Ehre, sich mit ihm zu solidarisieren, unabhängig von der abstrakten Schuldfrage.

Vor allem im Mittleren und Nahen Osten und in Nordafrika stellt die Familie und die nähere Verwandtschaft die primäre Binnengruppe dar, gefolgt von – entsprechend der sozialen Organisationsstruktur der jeweiligen Gesellschaften – der erweiterten väterlichen Abstammungsgruppe, dem Clan und schließlich dem Stamm. Der Binnengruppe gilt stets – in der angeführten Reihenfolge – Loyalität und Solidarität. Vertrauen wird in erster Linie ihren Mitgliedern entgegengebracht, während die Einstellung der Außenwelt gegenüber von einem generellen Misstrauen geprägt ist.

Beispiel: Hussein und seine Verwandtschaft

Hussein, der jüngste von drei Brüdern, stammt aus einem Dorf in Ostsyrien und hat in Aleppo eine Ausbildung zum Elektriker absolviert. Der vor 30 Jahren begonnene Aufstieg der Tourismusindustrie in Syrien machte ihm Hoffnung auf bessere Arbeits- und Verdienstmöglichkeiten. Innerhalb etwa von 10 Jahren, längst vor dem Krieg, war es Hussein gelungen, ein kleines Unternehmen aufzubauen, das zahlreiche Hotelbaustellen in Aleppo und Umgebung mit Elektromaterial belieferte. Er konnte daran denken, die Zahl seiner

Angestellten zu vergrößern und was noch wichtiger war, seine Familie nachzuholen. Zuerst kamen die Eltern und die Geschwister mit ihren Familien. Allmählich jedoch siedelten auch Onkel und Tanten, Cousins und Cousinen mit ihren jeweiligen Ehepartnern nach Aleppo um. Denn sie hatten jetzt einen erfolgreichen Verwandten in der Stadt und damit die berechtigte Hoffnung, in dessen Unternehmen unterzukommen.

Die männlichen Verwandten wurden tatsächlich nach und nach in die Firma integriert. Der älteste der Brüder, ein ehemaliger Polizist, übernahm den Posten des „Direktors", der allerdings in wenig mehr bestand als Empfang und ausgiebiger Unterhaltung mit Kunden und Besuchern. Der mittlere der Brüder, vormals Friseur, wurde als Leiter einer der neu gegründeten Tochterfirmen eingesetzt.

Die Hauptlast der Arbeit ruhte jedoch weiterhin auf Husseins Schulter, zumal er der Einzige war, der über ausreichende Fachkenntnisse und Erfahrung verfügte. Gelegentlich klagte er einem europäischen Freund gegenüber über die fehlende Arbeitsmotivation und das unzureichende Fachwissen seiner Brüder, Schwager und Neffen, die mittlerweile in großer Zahl in dem sich stets vergrößernden Unternehmen arbeiteten. Auf die Frage des Freundes, warum er im Interesse der Effizienz nicht lieber Fachkräfte einstelle, antwortete er: „Aber ich muss doch meine Verwandten unterbringen. Das wird von mir erwartet, schließlich habe ich die Mittel dazu." Als der Freund sich danach erkundigte, ob er denn nicht daran denke, gegen seine Brüder zu rebellieren, die zwar kaum was täten, dafür aber den „Boss spielten", entgegnete er erstaunt: „Warum denn? Sie sind doch älter als ich!"

Was ist vorgefallen? Als jüngster Sohn steht Hussein in der Familienhierarchie hinter seinen Brüdern. Daran ändert auch die Tatsache nichts, dass er es von allen am weitesten gebracht hat. Die Beschäftigung von Verwandten ist sowohl auf das verbreitete Misstrauen gegenüber Fremden als auch auf Traditionsverbundenheit zurückzuführen. Hussein entstammt einer Lebenskultur, in der die Familie immer noch als Solidargemeinschaft begriffen wird. Da er mehr als die anderen hat, betrachtet er es als selbstverständlich, seine Familienmitglieder zu unterstützen.

Die **Binnengruppen-Orientierung** bedingt, dass soziale und ökonomische Beziehungen vor allem mit verwandten Familien bzw. Haushalten gepflegt werden. Ein arabisches Sprichwort bringt die Bedeutung, die der Familie und der weiteren Verwandtschaft insbesondere in Konfliktsituationen zukommt, deutlich zum Ausdruck.

❯❯ Ich und mein Bruder gegen unsere Cousins.
Ich, mein Bruder und unsere Cousins gegen unseren Stamm.
Und wir alle zusammen gegen den Rest der Welt.
(Aus dem Arabischen)

Die Verwandten sind es, von denen in Notzeiten und bei wichtigen gesellschaftlichen Ereignissen wie Hochzeit und Beschneidung und im Todesfall Hilfe erwartet wird. Es sind wiederum die Verwandten, die einem bei außerfamiliären Konflikten solidarisch beistehen – unabhängig von der objektiven Schuldfrage. Deswegen versuchen Flüchtlinge in der Nähe ihrer Verwandten zu leben. Ohne sie fühlen sie sich schutzlos. Personen außerhalb der eigenen Verwandtschaftsgruppe wird traditionell mit Misstrauen begegnet, wissend, dass auch sie den ungeschriebenen Gesetzen der Binnengruppen-Solidarität unterworfen sind und sie, wenn es darauf ankommt, ihren eigenen Verwandten zur Seite stehen werden.

Beispiel: Fuat Koparan und sein internationales Business

Ein internationales Unternehmen möchte aus der Türkei Trockenfrüchte und Pistazien nach Deutschland importieren. Fuat Koparan, der Geschäftsführer eines türkischen Familienunternehmens aus Malatya, hatte sich beworben und hofft den Zuschlag zu bekommen. Die Anzeichen stehen gut. Bisher konnte das türkische Unternehmen in der Türkei und in islamischen Nachbarländern Handel treiben. Die große und weitverbreitete Verwandtschaft war stets eine Garantie für stabile Geschäfte. Fuat aber möchte expandieren und sein Unternehmen dem ältesten Sohn übergeben.

Im Gespräch mit den Nordeuropäern zeigt Fuat ganz stolz ein Bild seiner Familie in Deutschland. Das Foto wurde beim Zuckerfest im letzten Jahr aufgenommen. Alle waren dabei. Einige Personen sind in bunten, aber auch in dunklen traditionellen, andere in modernen Kleidern zu sehen. Die Ausländer freuen sich mit Herrn Koparan über seine große Familie, fragen sich aber, warum er das Bild gezeigt hatte.

Während Fuat und seine Frau Emine immer in der Türkei lebten, machte sich sein etwas jüngerer Bruder Ayhan schon vor rund 40 Jahren auf nach Deutschland. Inzwischen gibt es eine große „deutsche" Familie, für die Ayhan verantwortlich ist. Fuat hat zwei seiner Töchter in Deutschland mit Neffen der Frau seines Bruders verheiratet, seine Söhne haben sich zur Freude der Eltern für nette Schwiegertöchter aus dem türkischen Nachbarort entschieden. Auch sie leben in Deutschland. Insgesamt leben 26 erwachsene Kinder, Nichten und Neffen (mit ihren Kindern) in ganz Deutschland verteilt. Viele von ihnen haben einen kleinen türkischen Laden eröffnet.

Was ist vorgefallen? Herr Koparan ist stolz auf seine große Familie und zeigt deshalb Bilder. Familienfotos zu zeigen ist eine Möglichkeit über private Informationen einen vertrauteren Kontakt herzustellen. Und ohne Vertrauensbasis zum Geschäftspartner, wird kaum jemand im Orient Lust zu einem Geschäft haben. Familienangehörige bilden ein Netz und sind verpflichtet, füreinander da zu sein. Es ist eine Ehre einem Familienmitglied zu helfen. Also kann sich Herr Koparan seine Geschäftswege mit Hilfe der Familie aufbauen. Schließlich haben alle etwas davon. Es hat mit der Innen- und Außenwelt zunächst nichts zu tun, denn für einen Mann gibt es einem Mann gegenüber keine Grenzen und für eine Frau einer Frau gegenüber übrigens auch nicht. Die Vermischung von Privatem und Öffentlichem kann in traditionellen Gesellschaften dann schwierig werden, wenn beide Geschlechter aufeinandertreffen. Für uns sind diese auf persönliche Beziehungen beruhenden Strukturen des Wirtschaftslebens sicherlich gewöhnungsbedürftig. Doch fast alle türkischen und arabischen Unternehmen in Deutschland sind Familienunternehmen, die durch das Zusammenspiel aller ermöglicht wurden.

Starke familiäre Netzwerke

Vor allem bei geschäftlichen Aktivitäten von (anerkannten) Menschen aus dem Nahen Osten, die hier leben oder in islamischen Regionen, bei denen Vertrauen eine große Rolle spielt, kommt dem verwandtschaftlichen Netzwerk auch im modernen urbanen Kontext nach wie vor eine wichtige Bedeutung zu. Kleinere und mittlere Unternehmen im Privatsektor sind häufig Familienbetriebe. Für die Mitarbeit werden bevorzugt Angehörige der eigenen Verwandtschaftsgruppe beschäftigt, unabhängig von ihrer fachlichen Qualifikation. Letztere spielt in der Beschäftigungspolitik meist eine eher untergeordnete Rolle. Neben Familie und Verwandtschaft haben im Geschäftsleben weitere persönliche Netzwerke eine herausragende Bedeutung. Diese wurden z. B. während der Schul- oder Militärzeit gebildet oder ergaben sich durch die Mitgliedschaft in einer und derselben religiösen oder politischen Organisation.

Die Ausführungen Böhmers (1990) zur Organisationsstruktur türkischer Unternehmen dürften für einen großen Teil der islamischen Länder immer noch gelten: „Die Organisation umfassender zweckrationaler Interessen und Aspekte – etwa auf gesamtgesellschaftlichem Niveau – ist ... mit erheblichen Schwierigkeiten verbunden. Nur durch persönliche Beziehungen untermauerte (Organisations-)Strukturen sind stabil und funktionsfähig, auf die Realisierung abstrakter Zwecke ausgerichtete Strukturen bleiben dagegen inhärent instabil ... "

6.4 Autorität und Status

Islamische Gesellschaften zeichnen sich traditionell durch einen starken Autoritarismus aus, der im Kleinen bereits in der hierarchischen Struktur der Familie angelegt ist. In jeder weiteren Gruppe (Schule, Ausbildung, Beruf) regeln sich Respekt und Respektieren durch Autorität. Autorität hängt zuerst einmal von biologischen Faktoren ab: vom Alter und Geschlecht. Innerhalb der Familie genießt der Vater die höchste Autorität. Wenn er respektiert wird und seine Autorität anerkannt wird, besitzt er ein hohes Ansehen. Seine Ehefrau(en), Söhne und Töchter sind ihm Respekt schuldig und ihm gegenüber zum Gehorsam verpflichtet. Auch wenn die Mutter Respekt für sich beanspruchen kann, wird sie kaum jemals die gleiche uneingeschränkte Autorität über ihre Söhne oder gar ihren Mann erreichen. Nach dem Vater verfügen die Söhne – in der Reihenfolge ihrer Geburt – über die meiste Autorität. Das folgende Beispiel zeigt die Respektsbezeugung gegenüber dem Vater und dem älteren Bruder.

Ansehen und Respekt

Beispiel: Faruq und das Rauchen

Faruq ist selbstständiger Apotheker in einer syrischen Kleinstadt. Er ist ein starker Raucher. In seiner Hemdtasche steckt für alle sichtbar immer eine Packung Zigaretten. Er sitzt auf der großen Terrasse seines Hauses, trinkt und raucht. Plötzlich erscheinen Faruqs betagter Vater und Ibrahim, sein seit langem schon arbeitsloser älterer Bruder. Auf der Stelle nimmt Faruq, der bis dahin mit überschlagenen Beinen dagesessen hat, Haltung an: Er stellt die Beine nebeneinander und setzt sich gerade hin. Auch die Zigarette macht er aus und versteckt den Stummel in der Hosentasche. Die Alkoholflasche wird hastig unter den Sitz geschoben. Während der folgenden etwa zweistündigen Unterhaltung wird Tee getrunken und nur der Vater zündet sich einmal eine Zigarette an. Kaum hat er sich von seinen Söhnen verabschiedet, greift Ibrahim nach einer Zigarette. Als er zu Ende geraucht hat, steht er ebenfalls auf und geht ins Haus. Faruq atmet erleichtert auf: Nun kann er endlich ebenfalls rauchen!

Was ist vorgefallen? Der Vater und der ältere Bruder wissen, dass Faruq raucht. Sie erwarten nicht von ihm, dass er dies, etwa aus gesundheitlichen Gründen, aufgibt, wohl aber, dass er seinen Respekt bekundet, indem er in ihrem Beisein auf das Rauchen verzichtet. Indem Ibrahim sich für kurze Zeit entfernt, gibt er seinem Bruder bewusst die Gelegenheit, seiner Sucht zu frönen. Würde er ihn auffordern, in seiner Gegenwart ruhig weiter zu rauchen, würde er ihn damit sogar in Verlegenheit bringen. Es hieße in dem gegebenen kulturellen Kontext, auf Respekt zu verzichten. Denn es geht hier um die formale Bekundung von Respekt.

Die Anerkennung der Autorität wird durch stark formalisierte Verhaltensweisen zum Ausdruck gebracht, die vom kulturellen Kontext abhängig leicht variieren können. Allgemein gilt, dass dem Vater aufs Wort gehorcht und nicht widersprochen wird, dies gilt auch für Lehrkräfte und andere Vorgesetzte.

Kein selbstkritisches Denken

Und so analysiert Ahmad Mansour (2015) selbstkritisch: „dass Taten wie die in Paris erst möglich wurden, weil wir Muslime Generationen von Kindern entmündigt haben. Sie durften, dürfen nicht denken, sie dürfen nicht hinterfragen – Fragen werden als Anmaßung, als Frechheit geahndet. Wir haben den Heranwachsenden ein religiöses Weltbild präsentiert, das ausschließlich Schwarz und Weiß kennt. Farben und Schattierungen scheinen bedrohlich. Der Prophet sagt: „Das ist halal, das ist haram, das ist rein, das ist unrein" - und dann ist es so. Daran ist nicht zu rütteln."

Der Respekt erfordert zudem, in der Gegenwart des Vaters und Lehrers nicht ungefragt und laut zu sprechen, ihm gegenüber keine intimen, persönlichen Angelegenheiten zu erwähnen, keine legere Haltung einzunehmen (etwa die Beine übereinanderzuschlagen oder sich hinzulegen) und auf das Rauchen zu verzichten. In Abwesenheit des Vaters bringen die jüngeren Geschwister das gleiche respektvolle Verhalten ihren älteren Brüdern entgegen. Respekt ist innerhalb der Gruppe der Frauen ebenfalls vom Alter abhängig. Töchter schulden also der Mutter, jüngere Schwestern den älteren Achtung. Allerdings wird unter Frauen weniger streng auf die Einhaltung der formalen Respektbezeugungen geachtet.

> **Bipolare Faktoren für Autorität bzw. Gehorsamkeit und Status**
> - Mann – Frau
> - Senior, Seniorin – Junior, Juniorin
> - Lehrer, Lehrerin – Schüler, Schülerin
> - Vorgesetzer, Vorgesetze – Arbeitnehmer, Arbeitnehmerin

Treffen die Faktoren Mann und Senior, also beispielsweise der älteste Mann der Familie in einer Person zusammen und ist diese Person ein Arbeitgeber, dann kann und wird sie von einer jungen Frau, die angestellt ist, absoluten Respekt erwarten. Und die Frau wird unbedingte Achtung zeigen. Ein jüngerer Mann oder eine jüngere Frau werden aber auch den Status einer Arbeitgeberin respektieren.

Hierarchisches System

Diese Autoritätsstruktur spiegelt sich in der familiären Ökonomie wider, egal, ob im Heimatland oder in der Fremde. Alle von den Mitgliedern einer Familie erwirtschafteten Mittel gelten als gemeinsamer Besitz, für dessen Verwaltung das männliche Oberhaupt zuständig ist. Solange also die Kinder in der elterlichen Haushaltung leben, was bis zu ihrer Verheiratung die Regel ist, werden sie ihre Arbeitskraft für diese einsetzen und gegebenenfalls auch das Geld, das sie mit Lohnarbeit verdienen, dem Vater abgeben.

6.5 Bevorzugung des Mannes

Was im Kleinen für die Mitglieder der Familie gilt, gilt im Großen für die Gesellschaft insgesamt: Männer stehen in der sozialen Hierarchie über Frauen, Ältere über Jüngere. Dieses hierarchische System, von klein auf in der Familie eingeübt, bedingt in islamischen Ländern die übliche, stark zentralisierte Führungsstruktur und den autoritären Führungsstil, auch in Wirtschaftsunternehmen. Allerdings kann die Alters- und Geschlechterhierarchie durch Statusunterschied durchbrochen werden. Hat z. B. ein jüngerer Mann oder eine Frau es geschafft, eine sozial prestigeträchtige Position zu erlangen, so wird ihm bzw. ihr eine Achtung entgegengebracht, die sonst nur älteren Männern gebührt. Heute finden wir immer mehr gut ausgebildete Frauen in Positionen, in denen sie Respekt genießen.

> Zentralisierte Führungsstruktur

Die patriarchalen Strukturen innerhalb der Familie und Gesellschaft stammen aus vorislamischer Zeit und wurden später vom islamischen Recht gestützt und festgeschrieben. So bestimmt die Scharia, das islam-religiöse Recht, unter Berufung auf koranische Aussagen den Mann zum Oberhaupt der Familie. Er muss für ihre materielle Versorgung aufkommen und hat im Gegenzug Anspruch auf den Gehorsam seiner Frau(en) und Kinder, den er notfalls durch Sanktionen erzwingen darf: „Die Männer stehen über den Frauen, weil Gott sie (von Natur vor diesen) ausgezeichnet hat und wegen den Ausgaben, die sie von ihrem Vermögen (als Morgengabe für die Frauen) gemacht haben. (…).“ (Koran, Sure 4, Vers 34). Das religiöse Recht verpflichtet den Mann nicht nur zum Unterhalt seiner Frau: Er muss ihr auch den Lebensstandard garantieren, den sie in ihrer Herkunftsfamilie gewohnt war (entsprechende Kleidung, Schmuck, gegebenenfalls Hausangestellte und Ähnliches). Damit der Mann dieser Verpflichtung nachkommen kann, wird von der Scharia empfohlen, dass sich beide Ehepartner hinsichtlich der ökonomischen und gesellschaftlichen Stellung ebenbürtig sein sollten. Als Gegenleistung für ihre Versorgung durch den Mann ist die Frau verpflichtet, für die Erziehung der Kinder und den reibungslosen Ablauf der häuslichen Arbeiten Sorge zu tragen. Sie darf jedoch nicht gezwungen werden, durch Arbeit oder mittels ihres Vermögens zum Lebensunterhalt der Familie beizutragen.

> Gehorsam – Unterhalt – Vermögen

Die islam-rechtliche Bevorzugung des Mannes wird auch in der Erbregelung deutlich, nach der sich die Gesetzgebungen aller islamischen Länder der Gegenwart (mit Ausnahme der Türkei und Tunesien, die einst die Scharia abgeschafft haben) richten. Danach erbt eine Frau grundsätzlich die Hälfte dessen, was einem Mann selben Verwandtschaftsgrades zusteht. Diese Regelung entspricht nach Auffassung der Rechtsgelehrten durchaus dem islamischen Prinzip der Gerechtigkeit. Denn mit ihr wird der Bestimmung Rechnung getragen, dass der Mann sein Vermögen für den Unterhalt seiner Familie einsetzen muss, während die Frau über das ihre allein verfügen kann. Kritische Stimmen weisen allerdings darauf hin, dass unter den gegenwärtigen wirtschaftlichen Bedingungen unzählige Familien für ihr Überleben auf die – oft ausschließliche – Lohnarbeit der Frauen angewiesen sind, wodurch die vermeintlich gerechte Erbregelung sich in ihr Gegenteil verkehrt.

Recht und Gerechtigkeit

Allerdings wäre es ein Trugschluss, davon auszugehen, dass sich die Menschen in islamischen Ländern bei der Regelung von Erbangelegenheiten (wie in anderen Bereichen auch) grundsätzlich an die Vorschriften der Scharia halten würden. Vor allem in ländlichen Gebieten existiert neben dem religiösen und dem staatlichen Recht noch das adat (Brauch, Sitte) genannte traditionelle Recht. Dieses schließt die Frauen in aller Regel grundsätzlich vom Erbe aus. Meist sind es nur die besonders Frommen, die sich freiwillig den Bestimmungen der Scharia unterwerfen, indem sie den weiblichen Familienmitgliedern ihren rechtmäßigen Anteil am Erbe zukommen lassen. Nur selten wenden sich Frauen vom Lande an die Gerichte, um sich mit ihrer Hilfe gegen ihren Mann, Söhne oder Brüder durchzusetzen.

6.6   Geschlechterbeziehungen

Geschlechtertrennung

Die für islamische Gesellschaften charakteristische Geschlechtertrennung schränkt also nach Möglichkeit die Begegnungen zwischen Männern und Frauen ein, die nicht zum engen Familienkreis gehören. Unkontrolliertes Zusammensein von nicht eng verwandten Männern und Frauen soll gemieden werden. An öffentlichen Plätzen, die traditionell die Domäne der Männer sind, sollen sich Frauen allein, also ohne männliche Begleitung, nicht lange aufhalten. Fast überall in den islamischen Ländern sorgen spezielle Einrichtungen dafür, dass die räumliche Distanz zwischen sich fremden Männern und Frauen gewahrt werden kann: spezielle Abteilungen in den Restaurants für Frauen beziehungsweise Familien; getrennte Sitze in öffentlichen Verkehrsmitteln und anderes mehr. Die Geschlechtertrennung wird, zumal bei religiös orientierten Familien, im Besuchsfall auch innerhalb des Hauses eingehalten.

Beispiel: Evelin allein im Haus

Die deutsche Lehrerin Evelin ist aus Berlin für zwei Wochen zu Gast bei Sadik und Aynur, einem Ehepaar um die 40, das sie im Vorjahr im Urlaub kennengelernt hat. Sadik ist Distriktchef bei der Forstbehörde, Aynur Hausfrau. Das Paar lebt in Izmir, einer modernen türkischen Großstadt, in einer für die Angestellten der Forstbehörde erbauten Wohnsiedlung. Evelin verbringt die ersten Tage ihres Aufenthalts mit Besichtigung der Sehenswürdigkeiten der Stadt, wobei Aynur sie stets begleitet. Sadik sieht sie nur abends beim gemeinsamen Essen oder wenn sie das Ehepaar bei ihren Besuchen bei Freunden und Nachbarn begleitet. Am 5. Tag ihres Besuchs erinnert Aynur beim Abendessen ihren Mann daran, dass sie zum Nähkurs müsse und fragt ihn, ob er noch ausgehen wolle. Sadik verneint. Er möchte unbedingt einen berühmten Western im Fernsehen anschauen. Aynur schlägt daraufhin Evelin vor, sie zum Nähkurs zu begleiten. Evelin möchte jedoch lieber zu Hause bleiben und sich mit Sadik den Western ansehen. Aynur versucht vergebens, sie zum Mitkommen zu überreden und wendet sich schließlich zum Gehen. Plötzlich springt auch Sadik auf, der sich in die Unterhaltung bis dahin nicht eingemischt hatte, ihm sei gerade eingefallen, dass er eine wichtige Verabredung mit seinem Schwager habe. Evelin bleibt verwundert allein in der Wohnung zurück.

Was ist vorgefallen? Sowohl die religiösen Vorschriften, als auch der traditionelle Ehrenkodex verlangen, dass einander fremde (nicht verwandte) Männer und Frauen sich meiden. Freundschaften zwischen den Geschlechtern ohne sexuelle Konnotation gelten als unmöglich, wenn nicht widernatürlich. Sadik ist es nicht gewohnt, allein in der Gesellschaft einer Frau zu sein. Es ist hauptsächlich seine Verlegenheit, die ihn das Haus verlassen lässt. Für Aynur ist es ebenfalls selbstverständlich, dass Evelin nicht allein mit ihrem Mann zurückbleibt. Sie selber würde es in einer ähnlichen Situation auch nicht wollen, daher bietet sie Evelin an, sie zu begleiten. Aynur und Sadik werden sich aber auch um die entsprechenden Kommentare der Nachbarn gesorgt haben, die das Zurückbleiben des Ehemannes mit der Besucherin gemäß den landesüblichen Normen verurteilt hätten.

Über das traditionelle Verhalten in der Familie und Gesellschaft resümierend, schreibt Irshad Manji (2003): „Also gebe ich dem Islam noch eine letzte faire Chance. Was ich erkennen muss, ist ein Hunger nach Reform." Dass es vor allem die Frauen sind, die sich bedecken und die aus der Öffentlichkeit weitgehend ferngehalten werden, begründen muslimische Männer (aber auch Frauen) damit, dass Männer den weiblichen Reizen weniger widerstehen können als

Geschlechtertrennung – Hunger nach Reform

umgekehrt. Damit wird auch die Vorschrift begründet, dass betende Frauen in den Moscheen, den Blicken der Männer entzogen sein müssen. Wenn die Männer beim Beten die Frauen sehen würden, so das Argument, wären sie nicht mehr in der Lage, sich auf Gott zu konzentrieren.

Teehaus – Welt der Männer

Der weitgehende Ausschluss der Frauen aus dem öffentlichen Raum korrespondiert mit dem, wenn auch nur temporären, Ausschluss der Männer aus dem häuslichen Bereich. Von Männern wird im traditionellen Milieu erwartet, dass sie sich nur zu Essenszeiten oder abends im Haus aufhalten, das tagsüber die Domäne der Frauen ist. Ein Mann, der mitten am Tag nach Hause geht, riskiert es dort Freundinnen und Nachbarinnen seiner Frau anzutreffen, die in solch einem Fall sofort gehen würden. Zudem kommt vor allem im ländlichen Raum ein Mann, der sich allzu oft zu Hause aufhält, schnell in den Ruf eines Pantoffelhelden. So ziehen es Männer in der Regel vor, falls sie z. B. keiner geregelten Arbeit nachgehen, sich tagsüber lieber im Teehaus als zu Hause aufzuhalten.

Beispiel: Mustafa kann nicht ins Bett

Mustafa, Ingenieur in einer mittelgroßen irakischen Stadt, erleidet in der Mittagszeit einen Schwächeanfall am Arbeitsplatz und wird nach Hause geschickt. Als er aus dem Taxi steigt, bemerkt er durch die offenen Fenster, dass seine Frau Mona Besuch von ihren Freundinnen hat. Jetzt erst erinnert er sich daran, dass heute Monas „Tag" ist: An jedem ersten Mittwoch im Monat versammeln sich bei ihr die Frauen aus der Nachbarschaft zum geselligen Beisammensein. Mustafa bleibt nichts anderes übrig, als umzukehren und sich in ein nahe gelegenes Teehaus zu setzen. Von hier aus kann er beobachten, dass 3 Stunden später Monas Freundinnen die Wohnung verlassen, dann begibt er sich nach Hause.

Was ist vorgefallen? Wäre Mustafa nach Hause gegangen, solange die Besucherinnen da waren, hätten sich diese gleich verabschiedet. Männer und Frauen, die den traditionellen Normen verhaftet sind, „schämen" sich in solchen Situationen, da sie regelwidrig sind. Muslimische Männer und Frauen fühlen sich unter ihren Geschlechtergenossen meist wohler, weil sie dann nicht so streng auf ihr Verhalten achten müssen.

Für den Fall, dass miteinander nicht verwandte Männer und Frauen sich begegnen, gibt es im Islam spezielle Kleidervorschriften. Diese müssen beim Gebet und in der Gegenwart solcher Personen befolgt werden, mit denen nach dem islamischen Recht sexuelle Beziehungen beziehungsweise eine Heirat nicht erlaubt sind. (Für den Mann ist die Ehe verboten mit seiner Mutter, seinen Schwestern, mit seiner Milchmutter und seinen Milchschwestern, mit seinen Töchtern und Stieftöchtern sowie seinen Schwiegertöchtern. Eheschließungen zwischen Geschwisterkindern sind dagegen erlaubt und werden mancherorts weiterhin praktiziert.) Sie zielen darauf ab, vor allem jene Körperteile zu bedecken, denen – wie z. B. den Haaren – besondere sexuelle Anziehungskraft zugeschrieben wird. Hiermit hängt zusammen, dass die Kleidervorschriften erst nach Eintritt der Geschlechtsreife in Kraft treten. Die Regeln dafür, worauf Männer und Frauen in der Gegenwart des jeweils anderen Geschlecht achten müssen, sind bereits im Koran festgelegt: „Sprich zu den gläubigen Männern, sie sollen ihre Blicke senken und ihre Scham bewahren. … Sprich zu den gläubigen Frauen, sie sollen ihre Blicke senken und ihre Scham bewahren, ihren Schmuck nicht offen zeigen, mit Ausnahme dessen, was sonst sichtbar ist. Sie sollen ihren Schleier auf den Kleiderausschnitt schlagen und ihren Schmuck nicht offen zeigen, es sei denn ihren Ehegatten, ihren Vätern, den Vätern ihren Ehegatten, ihren Brüdern, den Söhnen ihrer Brüder und den Söhnen ihrer Schwestern, ihren Frauen, denen, die ihre rechte Hand besitzt, den männlichen Gefolgsleuten, die keinen Trieb mehr haben, den Kindern, die die Blöße der Frauen nicht beachten. Sie sollen ihre Füße nicht aufeinanderschlagen, damit man gewahr wird, was für einen Schmuck sie verborgen tragen." (Koran: Sure 24, Vers 30-31).

Die Scham des Mannes, d. h. jene Körperteile, die beim Gebet und in der Öffentlichkeit auf jeden Fall zu bedecken sind – erstreckt sich auf den Bereich zwischen Knie und Taille. Eine Kopfbedeckung für Männer ist nicht religiös vorgeschrieben, gehört aber vielerorts zur traditionellen Bekleidung. Generell gelten enganliegende Kleidungsstücke und solche, die viel nackte Haut sichtbar werden lassen, auch für Männer als unschicklich und unislamisch. Auch wenn sich die europäische Einheitskleidung für Männer mittlerweile vielerorts durchgesetzt hat, wird man in islamischen Ländern kaum je Männer in Shorts, im kurzärmligen Hemd oder gar mit nacktem Oberkörper auf der Straße begegnen. Dagegen halten sich weniger Männer an die religiöse Vorschrift, in ihrem äußeren Erscheinungsbild auf äußerste Einfachheit zu achten, keine kostbaren Stoffe wie Seide und keinen Goldschmuck zu tragen und sich nicht zu parfümieren. In der städtischen Kultur sind diese Regeln meist in Vergessenheit geraten.

Die Scham der Frau bezieht sich auf ihren gesamten Körper mit Ausnahme des Gesichts, der Hände und der Füße. Nach einer besonders strengen, allerdings vielerorts weniger verbreiteten Auslegung, sind bei Frauen auch Hände und Gesicht zu bedecken. Eine spezielle Kleiderform wird vom Islam nicht vorgeschrieben, und in der Tat begegnet man in der islamischen Welt einer großen Vielfalt traditioneller langer Gewänder. Generell gilt, dass Frauen sich außerhalb

Scham des Mannes

Scham der Frau

des Hauses so kleiden sollen, dass sie bei fremden Männern kein Verlangen wecken. Für ihre Ehemänner jedoch dürfen sich die Frauen durchaus attraktiv machen, wenngleich nur innerhalb den eigenen vier Wänden. Ratgeber für islamgemäßes Sexualleben, die in Moscheen und religiösen Buchläden in großer Zahl angeboten werden, ermutigen die Frauen sogar ausdrücklich dazu, dies zu tun. Dieselben Schriften fordern die Ehemänner aber auch dazu auf, zärtlich beim Liebesspiel zu sein und nicht nur an sich zu denken. Wie weit fromme Muslime diese Vorgaben ihrer Religion in der Praxis beherzigen, ist bis jetzt nicht Gegenstand von Untersuchungen gewesen.

6.7   Frauen in Alltag und Beruf

Not am Mann, Frauen helfen

Frauen waren schon immer an der landwirtschaftlichen oder auf Viehzucht basierenden nomadischen Subsistenzproduktion maßgeblich beteiligt. Gemäß dem Prinzip der streng geschlechtsspezifischen Arbeitsteilung fielen und fallen ihnen in traditionellen Ökonomien alle häuslichen Arbeiten (Kochen, Wäschewaschen, Hausputz und Aufzucht der Kinder), die Verarbeitung von Getreide- und Gartenbauprodukten sowie die Versorgung der Tiere (Füttern, Melken) zu. Arbeiten, die außerhalb des eigenen Hofes bzw. Haushalts anfallen, gehören traditionell in den Aufgabenbereich der Männer. Wenn Not am Mann ist, müssen jedoch auch Frauen bei der Feldarbeit aushelfen. Unabhängig von der Schwere der Arbeit und ihrem effektivem Nutzen für die Familienökonomie genießen die männlichen Arbeitsbereiche einen deutlich höheren Status als die weiblichen. Die höhere Bewertung der männlichen Arbeit bedingt, dass Männer nur in äußerstem Notfall, wenn überhaupt, bereit sind, traditionelle Frauenarbeiten durchzuführen.

Bedeutend eingeschränkter als auf dem Land ist der Tätigkeitsbereich der Frauen, wenn sie nicht berufstätig sind, in den Städten, wo sich vielerorts ihre Aktivitäten fast ausschließlich auf die Hausarbeit konzentrieren.

> ◉ **Das für islamische Gesellschaften als typisch geltende Eingesperrt-Sein der Frauen ist eher ein städtisches Phänomen.**

Selbst Einkäufe auf dem Markt oder im Basar werden in aller Regel von den Männern getätigt, handelt es sich hier um öffentliche Plätze, die Domäne der Männer. Je wohlhabender eine Familie ist, umso mehr ist in ihr die Bewegungsfreiheit der Frauen eingeschränkt. Eine ökonomische Notlage zwingt nämlich auch städtische Familien, neben Heimarbeit (beispielsweise Teppichknüpfen) auch außerhäusliche Tätigkeiten von Frauen zuzulassen. Eine Praxis, die im konservativen Milieu jedoch nach wie vor als Makel empfunden wird, ist es doch der Mann, von dem erwartet wird, für den Lebensunterhalt der Familie Sorge zu tragen.

Als Folge zunehmender Modernisierung hat die Zahl von Frauen mit höherem Schulabschluss und Berufsausbildung in vielen islamischen Ländern stark zugenommen. Mittlerweile ist dieses Phänomen vielerorts nicht mehr nur auf die Töchter der Ober- und der oberen Mittelschicht begrenzt. In manchen islamischen Ländern findet man Frauen prozentual stärker vertreten als mancherorts in Europa. Die Türkei mit ihrer bedeutend größeren Anzahl von Hochschul-Professorinnen als z B. die Bundesrepublik, nimmt dabei eine Spitzenposition ein. Aber auch im Iran, einem Land, dessen Politik lange als besonders frauenfeindlich galt, sind Frauen mittlerweile in fast allen Berufszweigen vertreten. So kann das Erstaunen deutscher Wirtschaftsdelegationen, die in der Regel nur aus Männern bestehen, sehr groß sein, wenn sie es gerade im Iran bei Geschäftsbesprechungen mit kompetenten und visionären Frauen (Unternehmerinnen, Managerinnen, Abteilungsleiterinnen) zu tun bekommen, die ihre Kopftücher, wenn sie überhaupt welche tragen, weit nach hinten schieben.

Am konservativsten verhalten sich in der Frage der weiblichen Berufstätigkeit einige der Golfstaaten und vor allem Saudi-Arabien. Der Widerstand gegen weibliche Erwerbsarbeit ist jedoch meist auf die eigenen Frauen begrenzt. Muslimische Gastarbeiterinnen auf der Arabischen Halbinsel, die meisten von ihnen kommen aus dem indo-pakistanischen Raum, dagegen sind beispielsweise als Haushälterinnen, Hotelangestellte durchaus willkommen. Der Libanon, Libyen und Kuwait, die Emirate und der Oman gelten Frauen gegenüber als relativ liberale Länder. In der Tat arbeiten hier einheimische Frauen etwa als Büroangestellte, Lehrerinnen, Zeitungsredakteurinnen und Journalistinnen und sogar als Pilotinnen und Moderatorinnen beim Funk und Fernsehen. Und es gibt Firmeninhaberinnen, Frauen im Vorstand eines Unternehmens und Ministerinnen. Selbst in Saudi-Arabien haben es Frauen geschafft, sich in der männlich dominierten Geschäftswelt zu behaupten. Allerdings wird ihr Berufsleben durch die staatlich überwachte Geschlechtertrennung noch vielfältig beeinträchtigt. Es gibt sie, die beruflich erfolgreichen Frauen in arabischen Ländern, schreibt Gabi Kratochwil (2012), die die Vielfalt weiblicher arabischer Biographien des Nahen- und Mittleren Ostens und in Nordafrika vorstellt.

Frauen in Ausbildung und Beruf

Erfolgreiche Araberinnen

Frauen in der islamischen Welt, die verantwortungsvolle Positionen – sei es als Angestellte oder als selbstständige Geschäftsfrau – innehaben, können mit respektvoller Behandlung ihrer männlichen Vorgesetzten und Untergebenen als auch ihrer Verhandlungspartner rechnen. Voraussetzung ist allerdings, dass sie sich an die im Land üblichen Gepflogenheiten halten, sowohl ihre Kleidung als ihr Verhalten betreffend. So wird eine berufstätige Frau in Saudi-Arabien z. B. einen Ganzkörperschleier in der Gegenwart ihrer männlichen Kollegen tragen, manche auch in den Vereinigten Arabischen Emiraten und im Oman, im Iran und in Afghanistan. In Ägypten, Jordanien, Syrien und dem Libanon, der Türkei oder in Indonesien dagegen wird die berufstätige Frau im moderaten Business-look mit oder auch ohne Kopftuch auftreten, zumindest dort, wo die Sittenwächter der Islamisten nicht die Freiheit der Frauen beschränken.

Darüber hinaus sind viele streng konservative Muslime der Auffassung, dass Frauen nicht mit ihnen fremden Männern zusammen arbeiten dürfen. Ihrer Meinung nach sollen Ärztinnen nur Frauen untersuchen, Lehrerinnen nur Mädchen unterrichten dürfen und so weiter. Andere dagegen sehen in der Berufstätigkeit von Frauen auch dann kein Problem, wenn ihre Tätigkeit ständige Kontakte mit dem anderen Geschlecht erfordert, solange die Kleidervorschriften und die Regeln der Schicklichkeit befolgt werden. So konnten selbst früher im Iran, wo streng auf die Verhüllung des weiblichen Körpers geachtet wurde, Frauen die Posten von Bürgermeisterinnen besetzten und ebenso als Abgeordnete, Lehrerinnen, Ärztinnen, Rechtsanwältinnen, Fabrikarbeiterinnen oder auch Bus- und Taxifahrerinnen arbeiten. Inzwischen hat sich das sehr gelockert. Eine extreme Position gegenüber weiblicher Berufstätigkeit, als auch in allen anderen Bereichen des gesellschaftlichen Lebens nahmen die Taliban in Afghanistan ein, als sie Frauen gänzlich aus dem öffentlichen Leben ausschlossen.

Die Scharia lehnt die Erwerbstätigkeit von Frauen nicht prinzipiell ab.

Sie nennt aber einige Einschränkungen. So dürfen Frauen weder die Funktion eines Imams, eines Vorbeters in der Moschee, noch die eines Staatsoberhauptes und eines Richters ausüben. (Die Ernennung Benazir Bhuttos zur Präsidentin ist in Pakistan auf entsprechend scharfe Ablehnung des religiösen Establishments gestoßen.)

Frauen verfügen über ihr Vermögen

Das islamische Recht gesteht den Frauen seit jeher volle Geschäftsfähigkeit und alleinige Verfügungsgewalt über ihr Vermögen zu. Die ehe- und familienrechtlichen Bestimmungen der

Scharia sehen für verheiratete Paare die Gütertrennung vor, die vor allem Frauen zugutekommt. Denn während die Männer mit ihrem Vermögen die Familie ernähren müssen, sollen es Frauen nicht für den gemeinsamen Lebensunterhalt einsetzen. Sie sind ihren Männern auch keine Rechenschaft schuldig, wie sie ihr Vermögen beziehungsweise ihren Verdienst verwenden. In wohlhabenden frommen Familien werden diese Bestimmungen der Scharia in der Regel auch befolgt. So gibt es viele gutverdienende Frauen, die ihr Geld in Sparguthaben für ihre Kinder anlegen und auch Aktien kaufen und sich selbst darum kümmern.

In der neuen islamischen Frauenbewegung der Neo-Muslima und der Islamistinnen überall in islamischen Ländern und auch bei der 3. Migranten-Generation im Westen, wird die Frage weiblicher Berufstätigkeit durchaus kontrovers diskutiert. Die verbreitetste Haltung ist jene, die Erwerb- und Berufstätigkeit für Frauen nur unter der Bedingung für erlaubt hält, dass diese nicht zu Lasten der Familie gehen. Auffällig ist, dass der Islam für diese Frauen – anders als für die Generation ihrer Mütter – keine bloße Tradition darstellt: Ein Umstand, der sich symbolisch im Turban (besser: Hijab), der charakteristischen Kopfbedeckung ausdrückt. Durch diese setzen sie sich rein äußerlich schon von den „unbewussten traditionellen" Musliminnen auf dem Lande ab. Die Kinder der säkularen, westlich orientierten politischen Kultur, deren Segnungen in Form von Ausbildung und Berufsausübung sie ebenso wie deren Schattenseiten (z. B. in einer sexualisierten Gesellschaft zu leben oder auch nicht gleiche Chancen auf dem Arbeitsmarkt zu haben) erfahren haben, sind die heutigen Islamistinnen. Für sie stellt die Religion eine bewusst gewählte und kämpferisch vertretene Alternative zum Lebensstil und damit auch zur Rolle der Frau sowohl in der islamischen Tradition (ihrer Großmütter und Mütter) als auch in der westlichen Moderne dar. Sie sind sich der Frauenfeindlichkeit der traditionellen islamischen Gesellschaft wohl bewusst, die sie jedoch als eine Verfälschung der ursprünglichen Lehre und als Abkehr vom Beispiel des Propheten interpretieren. Für sie ist es der Islam in seiner reinen Form, der den Frauen Befreiung bringt, ihnen Respekt und weitgehende Rechte sichert. Sie bestehen auf dem Unterschied zwischen den Geschlechtern. Aus ihm beziehen sie ihre Stärke und sie wenden sich an den Koran, das Wort Gottes, um ihre Forderung nach Anerkennung zu untermauern. Die geschlossene, d. h. die Konturen des Körpers verdeckende Kleidung, bekommt für sie eine neue Bedeutung. Sie erlaubt ihnen eine Bewegungsfreiheit im öffentlichen Raum, die ihnen aufgrund ihrer konsequenten Befolgung der religiösen Vorschriften sonst versagt bliebe (mündliche Mitteilung, Kehl-Bodrogi 2016).

Neue islamische Frauenbewegung: Neo-Muslima und Islamistinnen

Frauen: Schwimmen, Sport, Ausflüge

Unter Flüchtlingen gibt es aber auch jene, meist jüngere Frauen, die sich keineswegs für eine Richtung entschieden haben. Sie auf ihrem emanzipatorischen Weg zu begleiten, könnte ihnen Orientierung geben. Als Schülerin sollten sie vom Schwimmunterricht nicht ausgeschlossen werden und am Sportunterricht und an Klassenfahrten teilnehmen.

6.8   Anerkennung der westlichen Frau

Selbstverständlich gibt es, wie oben bereits genannt, in Ländern mit muslimischer Bevölkerung hoch qualifizierte und anerkannte berufstätige Frauen, in manchen Regionen und manchen Berufsfeldern mehr als in anderen. Manchmal ist die Quote der berufstätigen Frauen in verantwortungsvollen Positionen höher als in Deutschland. Auch aus dieser Gruppe sind Frauen nach Europa geflüchtet. Sind sie integriert, werden sie unsere Kolleginnen sein.

Adäquate Selbstpräsentation

„Wie erreichen wir Respekt in der Zusammenarbeit mit unseren muslimischen Kolleginnen und Kollegen?", war einst die Frage von Seminar-Teilnehmerinnen im Auswärtigen Amt in Berlin. Generell ist „Respekt bekommen" auch eine Reaktion auf erfolgreiche Selbstpräsentation, wenn sich Frauen weitgehend adäquat verhalten. Was heißt aber adäquat? Welcher Maßstab spielt eine Rolle? In Deutschland unserer! Grundsätzlich müssen Frauen wissen, dass Erfolg im Beruf und „adäquates Verhalten" mit Kompetenz und Macht zeigen einhergeht und an männlichen kulturellen Vorgaben gemessen wird. Das ist nicht neu und gilt überall.

Beispiel: Der Vortrag
Frau Adler ist von einer Frauenorganisation zu einem Vortrag über Gender-Issues and Cross-Cultural Competence nach Bahrain eingeladen worden. Sie sitzt auf einem Podium, hinter einem Tisch. Das Publikum (arabische Frauen und Männer, jüngere und ältere) hört sehr aufmerksam zu, denn die Deutsche versteht es, ihr Fachthema frei und interessant zu präsentieren. Nach einer Weile steht Frau Adler auf und setzt sich mit einem Bein auf das Eck eines Tisches. Da sie einen Hosenanzug trägt, ist das auch kein Problem, denkt die Vortragende. Manchmal läuft sie, mit der Hand in der Hosentasche, einige Schritte hin und her und setzt sich wieder an die Kante. Während der Pause kommt die arabische Organisatorin der Veranstaltung auf den Gast zu und fragt: „Ist Ihr Stuhl nicht bequem, sollen wir einen anderen holen?" – „Nein danke, der ist schon in Ordnung." Einige Minuten später kommt eine Engländerin auf Frau Adler zu und sagt nebenbei: „Sie sollten besser nicht auf dem Tisch sitzen."

Was ist vorgefallen? Frau Adler ist thematisch gut vorbereitet und versteht es, das Publikum zu gewinnen. Ihr Hosenanzug ist graumeliert, der strenge Schnitt der weißen Bluse unterstützt die männliche Kleidungsnorm. Dass sie sich aber auf die Tischkante setzt, wirkt lässig. Sie erscheint männlich (aus orientalischem Blick, zu männlich) und kompensiert dies mit lässigem Verhalten. Das ist ein Risiko, denn damit könnte sie ihren Respekt verspielen, wovor die Araberin und die Britin indirekt warnten. Trotz alledem:
Am Ende wurde Frau Adler von allen Gästen anhaltend beklatscht.

Wenn Sie in Deutschland mit Muslimen zu tun haben, sollten Sie herausfinden, ob die Menschen aus modernen oder eher traditionellen Lebensumfeldern im Nahen und Mittleren Osten oder Nordafrika kommen. Während sich in modernen Gesellschaften Normen verändert haben, halten traditionelle daran fest.

    Im Übrigen: Ältere Frauen, die mit muslimischen Männern arbeiten, haben es leichter als jüngere, weil sie qua Alter an Status und Respekt gewinnen. Sind aber Frauen aus dem Westen im Nahen Osten und Nordafrika beruflich unterwegs, sollten sie sich generell

- in der islamischen Gesellschaftsordnung auskennen und die Verhaltensweisen der Muslime respektieren,
- das eigene Verhalten entsprechend der eigenen Position überlegen und mit dem kulturellen Kontext vor Ort abstimmen.

Unterschied: Stadt und Land

Frauen, die im Orient leben oder reisen werden geachtet, wenn sie sich selbstachtend verhalten. Das gilt genauso für Helferinnen in Deutschland. Frauen, die beruflich kompetent sind und ihre Positionen vertreten, werden geschätzt und bewundert. Sollten Frauen belästigt werden, ist es wichtig, dass sie höflich, bestimmt und eindeutig sprechen und sich konsequent ablehnend verhalten! Sie können auch einen Vorgesetzten oder jemanden, dem Sie vertrauen, bitten, ihnen behilflich zu sein.

Code of Behaviour

6.9   Gastfreundschaft verpflichtet

In den meisten islamischen Ländern werden Reisende aus dem Ausland gerne eingeladen, sei es im Suk (in arabischen Ländern) oder im Basar (in Afghanistan, Iran, Pakistan, Bangladesch, Indien), um einen Tee zu trinken und zu schwatzen oder zu feilschen oder zu Hause oder in ein Restaurant. Gründe gibt es genug.

Beispiel: Frau El Moftah

Frau El Moftah aus Sirte an der libyschen Mittelmeerküste, sucht Kontakt nach Deutschland. Sie trifft zwei deutsche Frauen, die sie zu einem Mittagessen am nächsten Tag einlädt. Diese winken jedoch ab, da sie den Tag vor ihrem Rückflug für die Besichtigung einer in der Nähe befindlichen, antiken Stätte reserviert haben. „Ich fahre Sie hin", bietet sich Frau El Moftah an. Die Deutschen wollen den Tag lieber allein verbringen und suchen nach Ausreden, die die Gastgeberin aber nicht gelten lässt. Sie drängt so lange, bis ihr Angebot angenommen wird. Es wird vereinbart, dass sie am Morgen ins Büro von Frau El Moftah kommen, um auch gleich einen Eindruck von ihrem Unternehmen zu gewinnen.

Pünktlich um 9.00 Uhr erscheinen die beiden Deutschen in El Moftahs Büro, die allerdings noch nicht da ist. Die Sekretärin entschuldigt sie und bietet den Gästen Tee an. In der folgenden Stunde ruft Frau El Moftah zweimal an und kündigt ihr sofortiges Kommen an. Als sie schließlich eintritt, besteht sie darauf, dass ihre Gäste eine süße libysche Spezialität zu sich nehmen, die sie aus dem besten Restaurant der Stadt bringen ließ. Während des folgenden Rundgangs durch die Firma drängen die Deutschen höflich zum Aufbruch, schließlich habe man 1 Stunde Fahrt vor sich. Frau El Moftah, die vorher noch einige Telefonate zu erledigen hat, bricht schließlich auf.

Unterwegs steuert sie ein Restaurant an. Sie lässt den Vorschlag ihrer Gäste nicht gelten, nur eine Kleinigkeit zu sich zu nehmen und die Fahrt so schnell wie möglich fortzusetzen. Ein üppiges Mahl mit mehreren Gängen wird aufgetischt. Das Essen zieht sich in die Länge. Die Bitte, doch endlich aufzubrechen, wird stets mit einem „sofort" beantwortet, man käme noch früh genug hin. Um 16.30 Uhr bezahlt die Gastgeberin, die sich plötzlich erinnert, dass um 18.00 Uhr die antike Stätte geschlossen wird. Im rasenden Tempo fahren sie hin und haben Glück: Immerhin eine halbe Stunde bleibt ihnen noch, die Sehenswürdigkeit zu besichtigen.

Was ist vorgefallen? Frau El Moftah ist die Gastgeberin. Das bedeutet, dass sie ihren Gästen alles Gute ermöglichen und ihnen das Beste bieten möchte. Selbstverständlich versucht sie auch die Wünsche ihrer Gäste zu erfüllen und ist wohl ehrlich davon überzeugt, dass sie den Tag für diese optimal gestaltet hat.

Wie weit können westliche Gäste den geltenden Code of Behaviour akzeptieren? Eines sollte klar sein: Es wird ihnen nicht gelingen, in das System einzugreifen oder einzelne Personen zu verändern.

Jede Einladung ist ein Ritual und folgt bestimmten Regeln, ▶ Abschn. 5.7, Gast sein – Gäste haben.

Flüchtlingen aus den Nahen Osten und Afrika werden noch nicht in der Situation sein, Gäste einzuladen und nobel versorgen zu können. Aber Sie kennen es vielleicht aus anderen Situationen: Wer Gäste bewirtet und Wert darauf legt, respektiert zu werden, sollte auch wissen, welche Speisen und Getränke angeboten werden können, was anzuziehen ist, wie man mit Angestellten umgeht und wo der Hund bleibt, wenn muslimischer Besuch da ist. Allgemein ist zu bedenken, dass wenn Sie gemischte Gäste haben, für die Muslime das Schweinefleisch gekennzeichnet werden sollte. Es gibt zwar in den Ländern des Nahen Osten fast überall Alkohol zu kaufen, aber er sollte mit Vorsicht (eher nicht) getrunken werden, auf jeden Fall nie, wenn strenggläubige Muslime und Geistliche anwesend sind, bzw. wenn Sie jung und um Respekt bemüht sind. Kumpelhaftes Verhalten kann als Respektlosigkeit gedeutet werden. Und den Hund halten Sie, wenn Muslime in der Nähe sind, entfernt. Hunde gelten als schmutzige Tiere, und es würde niemand verstehen, warum sie Ihnen so nahe sein dürfen.

- **Das sollten Sie unbedingt beachten!**
- Als Gastgeber oder Gastgeberin sollten Sie Essgewohnheiten und Speisetabus beachten! Sind die Gäste ausschließlich Muslime, sollten die Lebensmittel halal sein, also den Vorschriften des Islam entsprechend bearbeitet werden.
- Auch wenn das Messer versehentlich vom Schneiden des Schweinebratens zum Hühnchen gelangt, ist aus halal bereits haram geworden. Haram heißt schlecht, verboten, unmoralisch.
- Auch eine Person kann als haram bezeichnet werden.
- Schweinefleisch und Alkohol sind haram, deshalb nicht anbieten.
- Fordern Sie Ihre Gäste öfter zum Essen und Trinken auf!
- Haustiere bitte unbedingt fern halten.

6.10 Resümee für Helferinnen und Helfer in der Flüchtlingsarbeit

Das Leben in einer formalistisch-traditionellen – kulturellen und religiösen – Alltagsordnung bietet Struktur, Halt und Schutz. Flüchtlinge, die in so einer islamischen Lebensethik aufgewachsen sind, besonders jene aus traditionellen Lebensräumen, verlieren viel

Alltagsordnung: Struktur, Halt, Schutz

durch die Flucht. Sie verlieren eben Struktur, Halt und Schutz für ihr Leben. Das, was sie in unserem Land vorfinden, ist eine höchst individualistische, wenig familienorientierte Gesellschaft und darüber hinaus auch eine säkularisierte, die vielen Flüchtlingen keinen spirituellen Rahmen bietet.

6.11   Zusammenfassung

Man kann erwarten, dass islamische Flüchtlinge und Migranten, wenn sie hier leben, sich den hiesigen Gepflogenheiten anpassen. Dennoch braucht es eine Erklärung, warum manches hier anders läuft, warum wir für Menschenrechte und Moral, Demokratie und Verfassung kämpfen, und es braucht für Fremde eine längere Zeit, dies zu verstehen und einzusehen. Das größte Problem aber ist für viele Flüchtlinge, dass sie alleine sind und noch dazu die Angst aushalten müssen, ihre Familienmitglieder vielleicht niemals wieder treffen zu können. Auch die Angst, dass sie sich außerhalb der islamischen Kontrolle verhalten müssen, kann sie quälen. Menschen, die immer in Familienverbänden gelebt haben, fühlen sich ohne die Familie nackt, schutz- und haltlos. Hier bekommen sie Regeln und Vorgaben, denen sie folgen sollen, die aber oftmals konträr zu ihren ganz anderen Sichtweisen und Lebenserfahrungen sind.

Literatur

Böhmer J (1990) Sozio-kulturelle Bedingungen ökonomischen Handelns in der Türkei. Reihe Diskussionspapiere. Klaus-Schwarz, Berlin
Heller E, Mosbahi H (1999) Hinter den Schleiern des Islam. Erotik und Sexualität in der arabischen Kultur. C.H. Beck, München
Kratochwil G (2012) Die arabischen Frauen. Erfolgsgeschichten aus einer Welt im Aufbruch. Orell Füssli, Zürich
Mansour A (2015) Jetzt mal unter uns. Der Spiegel 4/2015
Manji I (2003) Der Aufbruch – Plädoyer für einen aufgeklärten Islam. dtv, München
Sennett R (2008) Verfall und Ende des öffentlichen Lebens. Die Tyrannei der Intimität. Berliner Taschenbuchverlag

Neu in Deutschland

© Springer-Verlag GmbH Deutschland 2017
B. Hecht-El Minshawi, *Muslime in Alltag und Beruf*,
DOI 10.1007/978-3-662-53375-8_7

Nicht da ist man daheim, wo man seinen Wohnsitz hat,
sondern da, wo man verstanden wird.
(Christian Morgenstern)

Im Jahr 2015 sind etwa 1,2 Mio. Flüchtlinge nach Deutschland gekommen, fast eine halbe Million haben um Asyl gebeten, nicht alle
hatten Glück. Die meisten von ihnen sind Männer. Wo sind die Frau-
en geblieben? Diejenigen Männer, die Familie haben, möchten sie
nachholen. Sie träumen von einem Familienleben, in dem ihre Kinder in die Schule gehen und sie selbst einen Beruf ausüben können.
Ihr großer Wunsch ist in Frieden und Sicherheit zu leben und durch
Arbeit ihren Alltag unabhängig zu gestalten.

7.1   Wer sind die Neuen?

Unterschiede bei Flüchtlingen   Betrachten wir die Gruppe der Zugewanderten genauer, so muss
man unterscheiden zwischen Migranten, Flüchtlingen, Asylbewer-
bern und anderen, die um Aufenthalt bitten. Früher hatte man von
Gastarbeitern und Ausländern gesprochen. Alle, die nach gewisser
Zeit einen deutschen Pass bekommen, sind ab dann deutsche Bür-
gerinnen und Bürger.

- **Was unterscheidet sie?**

Migranten sind jene, die an einen anderen Ort ziehen, innerhalb eines Landes oder über Staatsgrenzen hinweg. Auch Flüchtlinge sind Migranten. Meist ist aber von Migration die Rede, wenn
jemand umzieht, um die Lebensbedingungen zu verbessern. Das
kann aus wirtschaftlichen, politischen oder Sicherheitsgründen
geschehen.

Als **Flüchtlinge** werden nicht nur politisch Verfolgte anerkannt,
sondern auch Personen, denen wegen ihrer Rasse, Religion und
sexueller Orientierung oder Zugehörigkeit zu einer bestimmten
sozialen Gruppe in ihrem Heimatland Gefahr droht.

Kontingentflüchtlinge sind Personen aus Krisenregionen, die
im Rahmen humanitärer Hilfsaktionen in Deutschland aufgenommen werden.

Asylbewerber sind Personen, die auch jenseits humanitärer Hilfsaktionen fliehen und auf eigene Faust nach Deutschland
kommen und Asyl beantragen.

Asylberechtigt sind alle Menschen, die nach Artikel 16a des
Grundgesetzes wegen ihrer politischen Überzeugung so verfolgt
werden, dass ihre Menschenwürde verletzt wird.

Geduldete Asylbewerber sind Personen ohne Aufenthalts-erlaubnis, weil ihnen kein Asyl gewährt wird und sie das Land wieder verlassen müssen. Kann ein Mensch aber gerade nicht abge-schoben werden, weil er beispielsweise keinen Pass hat oder krank ist, wird er vorläufig geduldet.

Personen, die nicht als Flüchtling anerkannt werden und so auch kein Asyl erhalten, können **subsidiären (vorübergehenden) Schutz** bekommen, wenn ihnen im Heimatland Folter, Todesstrafe oder große Gefahr durch einen bewaffneten Konflikt droht. Dann gilt ein Abschiebungsverbot. Dies gilt im Moment für Asylbewerber aus Syrien.

UMF – das ist die Abkürzung für **unbegleitete minderjährige Flüchtlinge**. Ob sie Flüchtlinge sind, weil sie von ihrem Staat ver-folgt werden, wird geklärt. In jedem Fall sollen Jugendliche beson-deren Schutz bekommen (Edenhofner 2014).

- **Wie läuft ein Asylverfahren ab?**

Menschen reisen ein, werden registriert, kommen in ein Aufnahme-lager und werden gegebenenfalls in ein anderes Bundesland verlegt. Dann können sie beim Bundesamt für Migration und Flüchtlinge einen Asylantrag stellen und das BAMF erfasst die Bewerber mit Fingerabdruck und Foto für die Akte und notiert das Einreiseland. Die Flüchtlinge bekommen einen Ausweis für den vorrübergehen-den Aufenthalt, bis zur Entscheidung, welches EU-Land (Einreise-land) für die Bewerberinnen und Bewerber zuständig ist. Die Asyl-bewerber erwartet außerdem eine persönliche Anhörung über die Lebensumstände zu Hause und über die Gründe, die zur Flucht geführt haben. Danach entscheidet das BAMF: Aufenthaltserlaub-nis, Duldung oder Ausweisung.

Bei Migranten und Flüchtlingen, die in Deutschland bleiben dürfen, muss unterschieden werden zwischen jenen, die zu Hause mit einer Ausbildung lohntätig waren und anderen, die sich als Arbeiterin oder Arbeiter verdingt hatten oder arbeitslos waren. Viele der jüngeren Flüchtlinge haben nicht einmal einen Schulabschluss oder eine Ausbildung.

Asylverfahren

7.2 Kinder und Jugendliche

Eine große Anzahl von Kindern und Jugendlichen, die allein gereist sind, weil sie entweder Waisen sind oder von ihrer Familie ausge-wählt wurden, kamen nach Europa, um für sich ein besseres Leben zu organisieren. Viele Kinder, in der Mehrheit sind es Jungens,

Elternlose Kinder

haben miterlebt, wie ihre Familie und Freunde umkamen, sind traumatisiert und wurden Straßenstreuner. Elternlose Kinder aus Kriegsgebieten haben viel gelernt, auch wenn diese Kompetenzen in Deutschland so direkt nicht abgefragt werden. Sie haben gelernt, ständig unterwegs zu sein, im Chaos zu überleben, auf Wegen und mit Mitteln, die nicht immer legal waren und sie haben gelernt, ihre Heimat zu verlassen und die Flucht und Reise hinter sich zu bringen.

Orientierung, Halt, Geborgenheit

In Deutschland suchen sie jetzt Orientierung, Halt und Geborgenheit. Eine hohe Anzahl von ihnen war seit Jahren nicht mehr in der Schule und hatte keinen geregelten Ablauf. Zur Ruhe zu kommen, Alltagsregeln für ein gemeinschaftliches Zusammenleben, jemandem zu vertrauen und selbst für andere zuverlässig zu sein, das müssen sie hier erst neu lernen, unabhängig von der deutschen Sprache und den Fächern in der Schule.

Sozialisation: Kinder und Jugendliche

Wir müssen aufpassen, dass diese Kinder und Jugendlichen nicht in die Obhut von Salafisten geraten. Denn die sind nicht nur gute Sozialarbeiter, sondern religiös-kulturell auch vertrauter als alles, was die Kinder und Jugendlichen sonst in Deutschland sehen. Was sie nicht kennen und nicht einschätzen können, macht ihnen Angst. Wir müssen dafür sorgen, dass sie den Zugang in die deutsche Gesellschaft finden. Das geht leichter, wenn landesweit Lehrkräfte und Sozialpädagogen mit spezieller Weiterbildung tätig werden und diese Flüchtlingskinder motivieren, sich in Gruppen (etwa Sport, Themenwerkstatt, Kunst) zu integrieren.

Themen der **Weiterbildung für Lehrkräfte und Sozialpädagogen** könnten sein:

- Wertehaltung, Ethik, Sittenlehre,
- Biografiearbeit (Lebenserfahrung, Elternhaus, Flucht, Trauma, alternative Lebensplanentwicklung),
- Interkulturelle Kompetenz,
- Informationen über die deutsche Gesellschaft (Grundgesetz, Hilfsorganisationen für Flüchtlinge, Asylverfahren usw.),
- Kenntnisse über die Fluchtländer,
- Informationen über die traditionelle islamische Lebensethik und das religiöse Alltagsverhalten von Muslimen,
- Bedeutung der Familie und der Autorität des Vaters bzw. des großen Bruders,
- Erziehungsnormen und patriarchale Strukturen,
- Freizügigkeit und Sexualität.

Das **Ziel** sollte sein, die Schülerinnen und Schüler zu kritisch denkenden Persönlichkeiten zu sozialisieren, die hier angstfrei, eigenverantwortlich und selbstständig leben wollen.

> Kinder suchen Orientierung, Geborgenheit und Halt.
> Eine Kultur reflektierende Zusammenarbeit mit Ihnen
> bietet eine gute Voraussetzung für Neues, das sie lernen
> müssen und für das Experimentieren mit von ihnen
> unbekannten Wegen, die für ein zufriedenstellendes Leben
> in Deutschland notwendig sind.

7.2.1 Ghulam aus Afghanistan, 3. Teil

Eines Morgens wanderten die jungen Männer aus dem Tal heraus. „Ohne uns umzusehen. Es war sehr schmerzhaft, weil ich damit entschieden hatte, meine Mutter ihrem Schicksal zu überlassen, aber wir wollten weg. Wir waren jung und wollten unser Leben in die eigene Hand nehmen."

Auswandern, um zu leben

Auf der Straße nach Herat wurden sie gegen ein paar Afghani mitgenommen. In der Stadt fanden sie als Hazara keine Chance, ein neues Leben zu beginnen. Sie hörten von den vielen Menschen, die bereits nach Europa gegangen waren, von den Schleppern, die die Reise organisierten, von den Geschenken, die man in Deutschland bekommen würde, ein Grundstück für Familien, ein Haus oder eine Wohnung, einen Arbeitsplatz und finanzielle Unterstützung. Dorthin wollten sie. Die fremde Sprache und alles andere würde man schon lernen, davon waren die jungen Männer überzeugt. Der Weg ging durch den Iran in die Türkei und so nach Europa. In einer Flüchtlingsunterkunft in Belgrad bekamen sie ein erstes Papier ausgehändigt. Später bekamen sie ein Kurzzeitvisum für 6 Monate.

Sie waren viel zu Fuß unterwegs gewesen und haben fast 7 Monate gebraucht, bis sie in Süddeutschland ankamen. Einzelheiten der Flucht mochte Ghulam nicht verraten, außer dass sie überrascht und entsetzt waren, in den Großstädten Frauen im kurzen Rock und bunt geschminkt zu sehen. Ghulam war aufgewühlt und körperlich schwach geworden. Er fühlte sich hilflos, und war enttäuscht, dass in Deutschland alles anders ist, als er sich ausgemalt hatte.

In Deutschland alles anders

Die Freunde wurden getrennt. Ghulam war zum ersten Mal in seinem Leben ganz allein und sein Freund auch. Sie konnten nicht verstehen, warum sie nicht zusammenbleiben durften. Die große Reise hatte das Geld, das Ghulam durch den Verkauf des Feldes erzielt und mitgenommen hatte, verbraucht. „Dass es so viel Geld und Zeit kosten würde nach Deutschland zu kommen, hab ich mir nicht vorstellen können." Der Plastiksack von einst aus Kotak wurde durch einen Rucksack ersetzt. Woher er den hatte, wollte er nicht verraten. Aber sehr viel größer war der nicht und mehr Eigentum hatte er auch nicht.

Unerwartet, plötzlich allein

Bei unserem letzten Gespräch war Ghulam auf der Suche nach einer Lebensperspektive. Ob er bleiben darf, weiß er nicht. Seinen Freund hat er bisher nicht gefunden. Soziale Kontakte hat er zu anderen Flüchtlingen, die Farsi und Dari sprechen und zu Gläubigen in einer Moschee. Geflüchtete Kinder und Jugendliche und manche Erwachsenen müssen, wenn sie hier leben möchten lernen, was Selbstverantwortung, Zuverlässigkeit und Regelmäßigkeit in Deutschland bedeuten. Das lernen sie eher, wenn sie eine Lebensperspektive haben.

7.3   Fremd ist der Fremde nur in der Fremde

Fremd in Deutschland

Wer in Deutschland fremd ist, und so fühlen sich Flüchtlinge ziemlich lange, sollte erfahren und vor allem verstehen, wie unsere Gesellschaft strukturiert ist und was wir wichtig finden. Karl Valentin schuf einst den vielsagenden Satz: „Fremd ist der Fremde nur in der Fremde". Das bedeutet, dass wir keine Mühen scheuen sollten, das Fremde aufzulösen, um die Fremden vor der Fremde zu erlösen.

Was uns wichtig ist, wie z. B. Menschenrechte, Demokratie und Verfassung, zu vermitteln ist in erster Linie unsere Aufgabe, wobei wir nicht nur sagen müssen, was wir richtig finden (wie etwa, dass Frauen und Männer faktisch gleichberechtigt sind), sondern dass wir auch erklären, warum wir das wichtig finden. Es macht wenig Sinn, das Grundgesetz auf Arabisch zu verteilen, ohne die wichtigsten Artikel zu erklären und ihre Wichtigkeit in den Alltag der Flüchtlinge einzubetten. Ohne unsere Normen und Werte erklärt zu bekommen, werden Fremde es schwierig haben diese und unser kulturelles Verhalten anzunehmen.

> ◈ Wissen muss von der kognitiven Ebene in die Gefühlsebene transferiert werden. Fremde müssen unsere Konzepte verstehen und einsehen und sie fühlen können, sonst werden sie nicht danach handeln.

In fremde Pantoffeln schlüpfen

Vieles von dem, was für uns selbstverständlich geworden ist und anderen doch erklärt werden muss, gibt uns beim Vermitteln die Chance, neu darüber nachzudenken, ob das, was wir seit Langem inzwischen automatisch praktizieren, wie etwa das Mülltrennen oder das Händereichen, zu uns gehört, wie viel es uns wert ist und ob es so bleiben soll. Wir werden merken, was wir selbst noch tun müssen, um das zu erreichen, was wir von anderen aus Überzeugung verlangen. Nur wenn Zugewanderte in unseren „Pantoffeln laufen lernen" und die Notwendigkeit verstehen und fühlen, was uns wichtig ist, können wir von ihnen erwarten, dass sie sich integrieren.

Große Kulturunterschiede können für beide Seiten sowohl eine kognitive Provokation sein als auch eine emotionale Herausforderung. Der Lernprozess wird lange dauern, wenn unsere Regeln des Alltags parallel zum Erlernen der deutschen Sprache vermittelt werden sollen. Die Lehrkräfte, die Deutsch als Fremdsprache lehren, leisten sehr viel auf dem Weg der Integration, wenn sie den Unterricht auch dazu nutzen, die Lebensregeln unserer Gesellschaft in die Sprachvermittlung zu integrieren. Und wenn sie diese Herausforderung auch noch interkulturell kommunizieren lassen, also versuchen die Lebenskonzepte der Flüchtlinge und unsere wertschätzend zu verbinden, sodass alle davon lernen, meistern sie ihre Aufgabe und verdienen Anerkennung und eine entsprechende Entlohnung.

Kognitive Provokation, emotionale Herausforderung

7.4 Integration – Fördern und Fordern

Im Integrationsgesetz (IntG) vom Mai 2016 hat sich die Koalitionsregierung für ein Konzept des Förderns und Forderns ausgesprochen. Dabei spielt es eine Rolle, wie sich unsere Gesellschaft in den kommenden 10–20 Jahren entwickeln soll. Das Integrationsgesetz richtet sich, sagen die Kritiker, an die Zugewanderten, die nach den Regeln der Politik mitmachen sollen. Andernfalls käme es zu Repressionen. Zu den Eckpunkten des Integrationsgesetzes (Bundesministerium für Arbeit und Soziales 2016) sei auf folgende Tabelle verwiesen, ❑ Tab. 7.1

Fördern und Fordern ist keine deutsche Erfindung. Wir können davon ausgehen, dass die meisten Zugewanderten gefördert und gefordert zu werden aus ihrer eigenen Familiensozialisation kennen.

Integrationsgesetz

❑ **Tab. 7.1** Das neue Integrationsgesetz (Bundesministerium für Arbeit und Soziales 2016)

Fördern	Fordern
100.000 Flüchtlingsintegrationsmaßnahmen	Pflicht zur Mitwirkung bei Integrationsmaßnahmen
Mehr Berufsausbildungsförderung	Befristete Wohnsitzzuweisung zur Vermeidung sozialer Brennpunkte
Befristete Aussetzung der Vorrangprüfung abhängig vom regionalen Arbeitsmarkt	
Sicherer Aufenthaltsstatus während und nach der Ausbildung	

Die Mehrheit der Flüchtlinge möchte ohne Frage Deutsch lernen und sich hier integrieren, Kinder in die Schule schicken, arbeiten und Steuern zahlen. Aber wäre das schon eine gelungene Integration, wenn zu Hause noch die Regeln des konservativen Mainstream-Islam gelten? Eine erfolgreiche Integration braucht ihre Zeit und kann einige Generationen dauern.

„Wenn ich Geld von Deutschland für meinen Lebensunterhalt bekomme und die Chance, hier zu bleiben, dann muss ich auch die Vorgaben des Landes akzeptieren. Auch wenn es mir schwer fällt und ich manches nicht gut finde", erklärt Said. „Ich muss mich für die Gesellschaft interessieren, die Sprache lernen, um hier selbstbestimmt leben zu können. Aber ich warte schon lange auf den Integrationskurs, der ja eine Voraussetzung ist." Viele warten, denn es fehlen etwa 200.000 Plätze.

■   **Kann man Integration erzwingen?**

Einwanderungsgesetz und Asylgesetz

Nein, sagen Kritiker, Zwang verhindere die Motivation! Ihrer Meinung nach diene das Integrationsgesetz dazu, Menschen nach ihrer Leistungsbereitschaft und ihrem Nutzen für Deutschland aufzuteilen und die Spreu vom Weizen zu trennen. Hätten wir ein Einwanderungsgesetz und ein Asylgesetz, bräuchten wir kein Integrationsgesetz.

Wenn es ums Fördern geht, muss man das nachvollziehen können, dass man gefördert wird, etwa an einer Ausbildung teilzunehmen. Dass man dafür auch gefordert wird, sich erfolgreich an Orientierungskursen, Sprachvermittlungs- und Integrationsmaßnahmen zu beteiligen, liegt auf der Hand. Dazu benötigen wir viel mehr Integrationslehrkräfte, die die Sprachen der Fluchtländer und die Situation dort kennen. Sie müssen Deutsch unterrichten und die Bildung und Ausbildung der Flüchtlinge, ihre Erfahrungen und Fähigkeiten, Kompetenzen und Interessen feststellen. Daran anknüpfend müssen sie weitere Qualifikationen anbieten, denn ohne Qualifikation für den Arbeitsmarkt gibt es keine Integration. Darüber hinaus müssen diese Integrationslehrkräfte die Grundrechte von Artikel 1 bis Artikel 20 kennen und plausibel unterrichten können, fordert Gregor Gysi (2016).

Deutschland: ein Einwanderungsland

Es werden also in erster Linie jene gut ausgebildeten Migrantenkinder und -enkel gefragt sein, deren Familie zwischen den 1950er- bis 1970er-Jahren freiwillig hierher kam oder als Gastarbeiter importiert wurde. Und auch andere Personen, die Erfahrungen im Nahen Osten und in Afrika und in anderen Ländern haben, können hilfreich sein. Beide Gruppen werden sich fortbilden müssen in Ausländer- und Asylrecht, in der Vermittlung und Anwendung der Artikel des Grundgesetzes und ganz besonders in

Interkultureller Kompetenz. Kritiker bemängeln auch, dass das Integrationsgesetz den Druck nimmt, ein längst überfälliges und größer gedachtes Einwanderungsgesetz zu entwickeln. Denn Deutschland ist seit Langem ein Einwanderungsland!

- **Familiennachzug**

Bei vielen Flüchtlingen ist das Nachholen ihrer Familie in Frage gestellt. Dieses Bangen und Hoffen trägt nicht dazu bei, die Integration zu fördern, sondern schafft Verunsicherung.

- **Krankheit und Traumata**

Bis zu 10-mal häufiger leiden Flüchtlinge unter Angsterkrankungen, Depressionen oder einer Posttraumatischen Belastungsstörung (PTBS), schätzen Experten. Die Erinnerungen an die grausamen und gewalttätigen Erlebnisse in der Heimat oder auch während der Flucht, quälen sie sehr. Dann kommen sie in eine fremde Umgebung, können die Sprache und die kulturellen Signale nicht verstehen und wissen lange nicht, ob sie Aufenthalt und Schutz bekommen, was zusätzlich belastet. Besonders trifft es Menschen, die in Erstaufnahme- und Übergangswohnheimen leben, sich langweilen, weil sie wegen ihres Aufenthaltsstatus keiner Arbeit nachgehen können und Diskriminierung befürchten oder sogar erleben. Sie leiden unter Depressionen und Angststörungen und haben Schwierigkeiten, an Integrationskursen teilzunehmen und die Sprache und Interkulturelle Kompetenz zu erlernen.

> Traumata, Ängste und Depressionen

Wenn jemand einen Kurs nicht schafft, hat das nicht immer etwas mit Unwillen zu tun, sondern es kann auch an psychisch-emotionaler Belastung liegen, an Krankheit oder auch Schwangerschaft.

7.4.1 Amira aus Syrien, 3. Teil

- **Amira kam allein**

Sie ist noch nicht 40 Jahre alt und sieht doch verblüht und müde aus, unglücklich und schwermütig. Ich kann nichts von der stolzen und schillernden, quirligen und duftenden Frau von damals erkennen, nichts von geglückten Plänen oder übrig gebliebenen Hoffnungen. Sie weiß nicht, was mir Ghulam über sie berichtet hatte. Amira kennt nicht viele Menschen in Europa. Außer mir kennt sie noch ein paar Flüchtlinge, meist Frauen, die sie unterwegs traf und mit denen sie ihr Schicksal teilt. Die aber sind verstreut worden. Nun ist sie in einem Flüchtlingswohnheim und weiß nicht, in welche Richtung ihr Leben gehen wird.

Gebrochene Flügel

Die junge Frau aus Syrien ist ohne Schmuck und sie trägt kein Kajal um die Augen. Auch keine Brille. Später werde ich erfahren, dass ihre Brille unterwegs zerbrochen ist und dass sie dringend eine neue braucht. Amira ist stark sehbehindert und kann ohne Brille ihre Unterschrift kaum leisten, noch Dokumente ausfüllen. Sie hat ein dunkelblaues Kleid mit langen Ärmeln an und ein ausgeblichenes Tuch um den Kopf. Sie wirkt nackt im Gesicht und ist fahl und blass. Mit Kopftuch hatte ich sie nicht erwartet, und sie wirkt ein wenig fremd. Vielleicht sind es aber vielmehr ihre Erfahrungen, die sie bedrücken und die zwischen uns liegen. Amira sitzt mir gegenüber und ist stumm. Ich halte ihre kühlen Hände in den meinen und sehe sie an. Fragen will ich sie nicht, sie trägt spürbar eine große Last mit sich. Sie blickt mich wiederholt an und guckt dann doch wieder weg. Dann lockert sie ihr Tuch, das ihr langsam auf die Schultern gleitet und ihre matten dunklen Haare freigibt.

> ◆ **Viele Flüchtlinge sind traumatisiert, besonders die Frauen.**

Transkulturelle Therapie

Transkulturell-therapeutische Kurzzeitprogramme wären für diese traumatisierten Menschen absolut notwendig. Das ist eine große Herausforderung für interkulturelles, psychotherapeutisches und medizinisches Personal.

7.5   Interkulturelle Kompetenz

Interkulturalität

Die Sprache eines Landes gut zu sprechen, ist noch lange keine Garantie für interkulturell kompetentes Verhalten. Man kann auch nicht einfach kulturelle Eigenheiten oder traditionelle Verhaltensweisen addieren und meinen, nun alles zu kennen und angemessen handeln zu können. Begriffe wie Übergangssituation oder Dazwischen, Zwischenraum, Überlagerung oder Überlappung oder der 3. Raum kommen der Bezeichnung Interkulturalität schon näher. Interkulturelle Kompetenz kann viel besser charakterisiert werden als der Umgang mit der Komplexität von zwei oder mehreren verschiedenen Kultursystemen. Das peu à peu erworbene optimale Handeln in diesem Spannungsfeld der Kulturen kann als ein transkultureller Prozess bezeichnet werden (Hecht-El Minshawi und Szodruch 2008).

Neues zu verstehen, fällt schwer

Kulturen, also menschliches Verhalten, sind weder homogen noch klar begrenzbar. Kulturelles Verhalten mischt sich letztlich, damit sich Menschen orientieren können. Idealerweise wäre die Zusammenarbeit von Interaktionspartnern verschiedener Kulturen so miteinander verflochten, dass sich auf der Basis eines transkulturellen Prozesses das Produkt Interkulturelle Kompetenz herausbildet. Was für eine Chance für Lehrkräfte und Sozialarbeiter in Schulen und Kindergärten und für Fach- und Führungspersonen in Firmen und Ämtern.

Im Zusammenleben und -arbeiten von Menschen zwischen Orient und Okzident können die kulturell unterschiedlichen Aspekte Vertrauen bilden und respektieren (orientalische Seite) versus den Weg bestimmen und sich durchsetzen (westliche Seite) zu Problemen führen. Respektvolles Verhalten und Respekt bekommen, ist im Orient nach strengeren Vorgaben geregelt. Weil die Vorgaben in Deutschland für Fremde nicht schnell zu erkennen sind und es zu Fehleinschätzungen führen kann, können massive interkulturelle Probleme entstehen. Grundsätzlich gilt: Wenn zwei Personen oder Systeme Interesse an einem gemeinsamen Ziel haben, wie z. B. eine Integrationsmaßnahme erfolgreich abzuschließen, aber sich mit unterschiedlichen Kulturmustern begegnen, müssen sich beide Seiten aufeinander einstellen. Die Fähigkeit zur interkulturellen Kommunikation zeigt sich im Interesse an der jeweils anderen Person und ihrer Situation. Jedenfalls sollte man füreinander offen sein. Werden diese Unterschiede kommuniziert, können gemeinsame Ziele und Wege erarbeitet werden. Ein Beispiel, mehr über sich zu erfahren ist die gemeinsame Erstellung eines interkulturellen Kalenders.

Unterschiedliche Kulturmuster

■ **Tipp: interkultureller Kalender**

Hier ist eine Idee, mit der Sie Gruppen (im Wohnheim, in der Schule oder im Betrieb) motivieren können, interkulturell voneinander zu lernen. Wenn Sie die Möglichkeit haben, motivieren Sie Ihre Schülerinnen und Schüler oder auch Mitarbeitende, gemeinsam einen Festtagskalender (z. B. auf kariertem Flipchart-Papier) zu entwickeln, auf dem alle wichtigen Feste, der in der Gruppe vorkommenden Kulturen (nationale, religiöse etc.) kalendarisch verzeichnet werden. Lassen Sie sich die Wichtigkeit der Feste und Rituale aus anderen Ländern erklären. So haben Sie einerseits die Möglichkeit, mit den Menschen in Kontakt zu treten und andererseits können Sie Ihr Interesse an den Gästen zeigen. Jedoch sollten auch Sie darauf vorbereitet sein, befragt zu werden.

■ **Tendenzen bipolaren Verhaltens**

Die folgende Tabelle (◨ Tab. 7.2) zeigt Tendenzen bipolaren Verhaltens, die im Zusammenarbeiten deutlich werden können. Selbstverständlich zeigen solche Gegenüberstellungen immer nur Extreme im Verhalten von Personen der einen oder anderen Kategorie.

◼ Tab. 7.2 Interkulturelle Konflikte

... bestehen aus westlicher Sicht eher dann, wenn	... bestehen aus orientalischer Sicht eher dann, wenn
Absprachen bejaht, aber nicht eingehalten werden	Ansehen und Status missachtet werden
Leistungen nicht erbracht werden	Respekt und Führungskompetenzen minimiert werden
Arbeits- und Betriebsregeln missachtet werden	Beziehungen vernachlässigt und Konkurrenten genannt werden
Kollegialer Austausch unterschätzt wird	Soziokultureller Umgang als nicht wichtig erscheint
Fachliches Know-how nicht eigenständig gefördert wird	Kritik und Aggressivität offen zugelassen werden

Selbstverständlich müssen sich Personen, die in unserer Gesellschaft heimisch werden möchten, an unsere Spielregeln halten. Dennoch kann es die interkulturelle Zusammenarbeit erleichtern, wenn beide Seiten von der jeweils anderen erfahren, welchen **Code of Behaviour** sie gewohnt sind und was sie sich wünschen. Wir sollten nicht davon ausgehen, dass alle Muslime, die wir treffen, der gleichen islamischen Lebensethik nacheifern bzw. der gleichen kulturellen und religiösen Auffassung entsprechen.

▪ Wir befinden uns in einem spannenden Prozess

Wir befinden uns in einem spannenden Prozess, denn

- Integration verändert nicht nur Migranten und ihre Lebensweise, sondern fordert auch unsere Kultur heraus, inspiriert und formt sie mit,
- die Flüchtlinge und Neubürger halten mit ihrer kulturellen Andersartigkeit uns den Spiegel vor.

Wenn Menschen aus anderen Regionen sich anders verhalten, haben viele Angst, dass unsere kulturellen Errungenschaften verloren gehen und es wird deutlich nach dem gerufen, was vielen (plötzlich) wichtig ist: weniger Fremde, kein Islam, keine verschleierten Frauen, keine Moscheen und Minarette und anderes mehr.

> ❯❯ Hier gelten Regeln, unabhängig von Herkunft, Religion, Geschlecht. In Vielem sind wir indifferent und nennen das zuweilen tolerant. Regeln aber müssen klar definiert

werden, das ist nötig, damit man sie einfordern kann und sie eingehalten werden können.

Sind Deutsche beruflich im Orient unterwegs stellen viele Personen aus dem Nahen Osten und Nordafrika fest, dass sich ihre deutschen Vorgesetzten, Kollegen und Kolleginnen, wenig um ihre eigenen kulturellen Errungenschaften, um ihre religiösen und soziokulturellen Feste zu kümmern scheinen. In Betrieben wünschen sie sich, dass sie die Chance erhalten, ihren religiösen Verpflichtungen in entsprechenden Räumen nachkommen zu können. Für die rituellen Waschungen sollte daher in der Toilette eine Kanne gefüllt mit Wasser, stehen. Ein Gebetsraum könnte zur Verfügung gestellt werden, in dem kleine Teppiche (oder andere Unterlagen) in Richtung Mekka liegen. Zeigt sich die Organisationsleitung bezüglich des Muslim Code of Behaviour abweisend, kann dieses Verhalten als Desinteresse an ihrer Religion und ihren kulturellen Traditionen interpretiert werden. Sie können sich sicher vorstellen, welche Auswirkungen dies auf die Motivation der Zusammenarbeit haben kann.

Wer das andere, fremde Benehmen ablehnt und dagegen arbeitet, wer auf den abgesprochenen Ablauf besteht („Abgemacht ist abgemacht!" oder „Vertrag ist Vertrag"!) und die eigene Überzeugung als alleingültig verteidigt, wird bei Menschen aus dem Orient und aus den meisten anderen Regionen der Welt auf wenig Verständnis stoßen.

Die gleiche Situation kann von zwei Personen sehr unterschiedlich gesehen und interpretiert werden. Für die eine kann es ein normales Verhalten sein, für die andere ein problematisches. Eine bikulturelle Situation, die verschieden interpretiert wird und zum interkulturellen Konflikt führt, muss in beiden Richtungen analysiert und gemeinsam gelöst werden (◘ Tab. 7.3).

Muslim Code of Behaviour

◘ **Tab. 7.3** Lösung interkultureller Konflikte	
... wird aus westlicher Sicht eher möglich durch	**... wird aus orientalischer Sicht eher möglich durch**
Herbeiführen einer Klärung der verschiedenen Positionen	Übereinstimmen der Positionen
Sachliches Ansprechen der Probleme	Bekunden des (ausschließlichen) Interesses an der anderen Person
Überzeugen der anderen von der eigenen Meinung	Wertschätzen des Produktes, der Kultur und Geschichte des Landes
Diskutieren von Kompromissen	Entscheidung einer Autoritätsperson

Ob in der Flüchtlingsarbeit oder im Ausland, wenig erreichen werden Sie ohne

- Selbstreflexion und Wissen um die eigenen Stresssituationen,
- Interesse an der anderen Person und ohne Einfühlungsvermögen in fremde Situationen,
- Bereitschaft, etwas Neues zu lernen,
- Sensibilisierung und das Wissen um die Kulturen der Welt,
- Kenntnisse der Historie und Politik der Länder, aus denen die Menschen geflüchtet sind,
- Aufgeschlossenheit und Fähigkeit mit Fremden zu kommunizieren,
- Zulassen der interkulturellen Widersprüche und sowie
- ohne Aushandeln der Missverständnisse.

> **Das Lernen Interkultureller Kompetenz ist ein lebenslanger Prozess. In Schul- und Arbeitsorganisationen kann er nach Mole (2003) so gefördert werden:**
> - **Wie bin ich? (Systematische Auseinandersetzung mit den eigenen Normen und Werten),**
> - **Wie sind sie? (Taktische Veränderungen erreichen durch das Lernen über die Kulturen der Zugewanderten),**
> - **Was kann ich für die neuen Fremden tun? (Strategische Methoden- und Konzeptentwicklung mit Einbeziehung der Normen und Werte der Flüchtlinge).**

Kriterien für interkulturelles Lernen

Längst haben internationale Kulturwissenschaftler und interkulturelle Trainer und Trainerinnen Kriterien zur Förderung interkulturellen Lernens festgelegt, die im Grunde das Zusammenspielen von Menschen überhaupt regulieren sollten:

- **Ambiguität:** Die Fähigkeit, mehrdeutige, widersprüchliche und unstrukturierte Situationen aushalten zu können.
- **Empathie**: Das Hineinversetzen in die Befindlichkeit und Interessen anderer und sich zu ihrem Gunsten zu verhalten.
- **Frustrationstoleranz:** Die Qualifikation, mit Fehleinschätzungen, Misserfolgen und Ungeduld selbstkritisch umzugehen.
- **Konfliktfähigkeit:** Die Stärke zur Problemerkennung und Konflikttoleranz.
- **Lernbereitschaft:** Das Interesse, die Neugierde und Lust auf Neues.
- **Stabile Persönlichkeit:** Das Bewusstsein der eigenen kulturellen Prägung als Voraussetzung, um sich mit Menschen anderer Kulturen auseinander zu setzen.
- **Distanzierung**: Die Kompetenz, sich selbst aus einer anderen Perspektive zu betrachten.

▧ **Humor**: Die Begabung, das eigene Leben, den eigenen
Wirkungskreis als nur einen Teil des Gesamten zu sehen und
über sich selbst zu lachen.

Mehrere Kompetenzen lassen sich lernen, andere haben wir oder
eben nicht. Personen, die nur einigen Aspekten entsprechen, sind
schon gut bedient. Möchte eine deutsche Lehrkraft mit Schülern aus
dem Nahen Osten und Nordafrika interkulturell erfolgreich sein,
wird dies eher möglich,
▧ wenn die Absichten und Ziele den Kindern einsichtig
sind,
▧ wenn sich die Lehrkraft konsequent respektvoll verhält und
Respekt einfordert,
▧ wenn sie das fremdkulturelle Verhalten der Kinder auch als für
sie richtiges Verhalten akzeptiert.

❯ Stets sollte man sich in Erinnerung rufen: Das andere
Verhalten ist nicht besser oder schlechter – Es ist nur anders.

Problematisch könnte es werden, wenn die deutsche Seite dazu
neigt,
▧ die eigene Wahrnehmung des Sachverhalts als „richtig und
realistisch" zu verteidigen, auf die Vereinbarungen drängt und
auf „versprochen ist versprochen" besteht,
▧ den für sie logischen Ablauf durchzusetzen, anstatt
verschiedene Sichtweisen zum Sachverhalt ins Spiel zu
bringen.

Ein bikultureller Sachverhalt sieht aus unterschiedlichen Perspektiven stets anders aus. Die Gründe, die eine Beziehung stören, mögen
ärgerlich sein, doch wenn sie ohne Misstrauen angenommen und
dann auch verstanden werden, wenn es gelingt, in den Veränderungen auch Positives zu sehen, dann ist ein weiterer Baustein Interkultureller Kompetenz erreicht.

7.6 Interkulturelle Kommunikation

Kommunizieren ist nicht einfach, interkulturell kommunizieren
eine absolute Kunst. Missdeutungen sind selbst im monokulturellen Kontext normal, können aber im interkulturellen Zusammenspiel verhängnisvoll sein.

Kommunikation erfolgt zwischen mindestens einer Person,
die eine Botschaft sendet und einer anderen, die diese empfängt.

Kommunikation besteht also aus Beziehung und Inhalt. Eine gute Voraussetzung für eine gelungene Kommunikation wäre, wenn beide gewillt sind, die Botschaft wohlwollend zu senden bzw. zu empfangen. Will die empfangende Person die Nachricht nicht aufnehmen oder kann sie die Botschaft nicht verstehen, weil sie z. B. als Flüchtling die Sprache nicht kennt, Gesten anders deutet oder eine andere Betonung gewohnt ist, dann kann es schnell zu Missverständnissen kommen.

Beispiel: Der afghanische Flüchtling
Herr Breitinger fragt Ali, einen Afghanen: „Würden Sie das Programm bitte bis morgen Abend schreiben?" Ali antwortet: „Yes, Sir." Am nächsten Abend ist das Programm nicht fertig.
Was ist vorgefallen? Herr Breitinger geht davon aus, dass Ali ihn verstanden hat und den Auftrag so ausführen wird (inhaltlich, zeitlich), wie er es sich wünscht. Der Afghane hat gehört, was der Deutsche ihm gesagt hat. Sein „Ja" bedeutet in seinem kulturellen Kontext ausschließlich, dass er es sich vornimmt, der Bitte nachzukommen. Es bedeutet aber nicht zwangsläufig, dass er den Auftrag umgehend so durchführt, wie es sich der Deutsche vorstellt.

Soll eine gewünschte Tätigkeit wirklich bis zu einem bestimmten Zeitpunkt ausgeführt sein, ist es sinnvoll, die Kommunikation zu erweitern. Wenn Sie etwas nachdrücklich erreichen möchten, kann man Folgendes versuchen:
- **Unterstützung anbieten** (dadurch auch Kontrolle haben): „Brauchen Sie dafür etwas? Kann ich Ihnen helfen, das Programm zu erstellen?"
- **Zeitpuffer einräumen** (bedeutet auch Kontrolle): Geben Sie als Abgabetermin nicht Ihren letzten möglichen Termin an. Bauen Sie sich je nach Aufgabe und Schwierigkeitsgrad selbst ein Zeitfenster als Puffer ein zwischen dem Abgabetermin durch die andere Person an Sie und Ihrem eigenen Weiterverarbeiten. Erwähnen Sie: „Ich werde morgen früh (oder am Mittwoch oder …) noch einmal vorbeikommen, um nachzusehen, ob Sie noch etwas brauchen."

Außer, dass Sie wirklich am nächsten Morgen vorbeikommen sollten, wird Ali kaum Hilfe benötigen und Sie werden Ihren Wunsch eher erfüllt bekommen.

Schon in unseren Breiten gibt es genügend Missverständnis, wenn wir miteinander sprechen. In Deutschland ist man der Ansicht, dass es keine Probleme in der Kommunikation geben sollte. Es ist jedoch auch hier völlig normal, dass sich Menschen nicht oder auch nicht gleich verstehen. Viel schwieriger noch ist es, zwischen zwei oder mehreren Personen aus verschiedenen Regionen der Welt und mit unterschiedlichen Aufgaben und Rollen zu kommunizieren.

Beispiel: Rashidas Ehre

Fettnäpfchen

Seit einem Monat arbeitet Rashida im Haushalt der Meiers. Sie putzt gerade die Badewanne hinter der Tür als der Hausherr in den winzigen Raum kommt, die Frau aber zunächst nicht sehen kann. Nach einem Augenblick bemerken beide die Begegnung und sind überrascht. Rashida blickt weg und versucht, die Situation zu überspielen, in dem sie heftig weiterputzt. Herr Meier steht unschlüssig, wie angewurzelt, im Türrahmen. Nach wenigen Sekunden versucht Rashida das Bad zu verlassen, hält aber kurz inne, bis Herr Meier schließlich zur Seite rückt.

Am nächsten Tag kommt Rashida nicht mehr, was für Herrn Meier völlig unverständlich ist. Frau Meier aber möchte die junge Frau weiterhin in ihrem Haushalt beschäftigen. Nach mehreren Gesprächen mit Prakash, Herrn Meiers Fahrer und Rashidas Onkel, in denen beide die unterschiedliche Bewertung der Begegnung ihres Mannes mit Rashida darstellen und die Deutsche verspricht, dass ihr Mann zukünftig Rashida nicht mehr so nahe kommen wird, taucht die Pakistanin nach 2 Wochen wieder auf.

Was ist vorgefallen? Herr Meier ist der Herr im Haus. Er ist ein Mann, älter als Rashida und der Arbeitgeber. Die Ehre der jungen Frau könnte durch das Treffen mit dem ausländischen Mann im engen Raum belastet werden.

Wir sehen, wie unterschiedlich eine Situation identifiziert und bewertet werden kann, wie verschieden sich ein Sachverhalt aus unterschiedlicher Perspektive darstellt. Längst ist bewiesen, dass die Auswirkung der Körpersprache und Gestik (an 1. Stelle) bis zu drei Vierteln der Kommunikation ausmachen kann und wir mit der Betonung (an 2. Stelle) die Aussage der Wörter (an 3. Stelle) regeln.

Körpersprache und Gestik

Wenn wir von Migranten und Flüchtlingen, die in Deutschland leben und in Schulen oder in den Arbeitsmarkt integriert werden sollen, zu Recht erwarten, dass sie die deutsche Sprache lernen, dann sind es mehr die Feinheiten der Fach- und Berufssprache, nonverbal eingebettet, die es Ausländerinnen und Ausländern schwer machen, uns zu verstehen. Dazu braucht es viel Zeit und Übung.

Betonung und Wörter

Wenn Kultur dem Leben einen Sinn gibt, wenn wir damit Verhaltensweisen deuten und unser Handeln lenken, dann müssen in der bi- beziehungsweise interkulturellen Kommunikation unterschiedliche kulturelle Erfahrungen abgeglichen werden. In der folgenden Tabelle (◘ Tab. 7.4) geht es um Tendenzen von Kommunikationsmustern in verschiedenen Regionen der Welt.

Unterschiedliche Kommunikationsmuster

◻ Tab. 7.4 Kommunikationsmuster		
In Nordeuropa sind eher	**Nördlich und südlich der Sahara sind eher**	**In Südost-Asien sind eher**
Betont	Laut	Leise
Eindimensional mit Pausen	Mehrdimensional, parallel, wenig Pausen	Eindimensional
Sachlich und engagiert	Emotional und engagiert	Sich auf andere einstimmend
Stimmlage und Ton zurückhaltend	Kräftige Betonung und Gestik	Geringe Betonung und Gestik
Mit wenig Körpersprache	Mit offensiver Körpersprache	Mit geringer Körpersprache

Individuelle kulturelle Landkarte – Plattform

Menschen entwickeln, je nach Bedingung und Region, in der sie aufwachsen und leben, ihre sogenannte spezifische innere kulturelle Landkarte. Deutsche – davon ist in der internationalen Begegnung auszugehen – haben somit eine andere mentale Software (Hofstede 2010) als die Personen, die kürzlich zu uns gekommen sind. Frauen haben eine andere kulturelle Plattform als Männer, Senioren ein anderes kulturelles Verständnis von Alltag und Beruf als Junioren.

Wer auf die Kommunikation asiatischer Personen untereinander achtet, bemerkt deutliche Unterschiede, z. B.:

- **nationale**, zwischen südost-asiatischen Ländern (eher leise und wenige Gesten) und Indien oder Iran (oft laut und gestenreich),
- **geschlechtsspezifische**, zwischen Frauen (zurückhaltender) und Männern (ausgeprägter),
- **generationsspezifische**, zwischen älteren (dominanter) und jüngeren (zurückhaltender) Personen.

So kann es passieren, dass ein laut sprechender, großer Nordeuropäer im Gespräch mit einer leise sprechenden, kleinen Malaysierin, die zwar die gleiche Ausbildung und in ihren Betrieben die gleiche Position innehaben, sich dennoch im Zusammensein beide unwohl fühlen. Für die Asiatin erscheint der Andere „zwar kompetent und erfahren, aber zu laut und zu dominant". Für den Europäer mag die Andere „zwar nett und charmant, dennoch zu leise und zu unterwürfig" sein. Solange Verhaltensweisen im eigenen kulturellen Kontext interpretiert werden, werden sie der anderen Person gegenüber nie gerecht.

7.7   Organisationskultur und Führen

Steile oder flache Organisationskulturen

Leben und arbeiten ist immer eingebunden in die sozialen Systeme einer Organisation, z. B. einer Schule, einer Behörde oder eines Betriebes. Jede Organisation zeichnet sich durch eine spezifische

Kultur aus, die in Korrelation mit der Umwelt steht und durch jedes Individuum des sozialen Systems dynamisch beeinflusst wird. Die Organisationskultur ist stets in engem Zusammenhang mit der gesellschaftlichen Kultur zu sehen. Es gibt Organisationssysteme in Gesellschaften, Bildungseinrichtungen, Firmen, Institutionen oder Familien, die sehr hierarchisch (autokratischer Führungsstil, wie z. B. in Gesellschaften des Nahen Ostens und Afrikas) und flache, die eher demokratisch ausgerichtet sind (wie etwa in westlichen Regionen).

Seit rund 45 Jahren setzen sich in neueren Organisationen Nordeuropas (aus den USA kommend) flache Hierarchien durch. Dadurch sollen die Kompetenzen der Mitarbeiter und Mitarbeiterinnen erweitert werden. Zudem werden die Ressourcen der Institution identifiziert und integriert. Innovative Arbeitsabläufe und effiziente Prozesse werden so ermöglicht. Dies hat Konsequenzen im Führen und in der Zusammenarbeit. In einer westlich geprägten Organisation kann davon ausgegangen werden, dass Personen, die hinter den definierten Zielen ihrer Organisation stehen, Arbeitsabläufe selbstständig und eigenverantwortlich aufnehmen und durchführen.

Mitarbeitende in steil-hierarchischen Organisationsstrukturen werden zwar genauso hinter den Zielen der Organisation stehen, aber dennoch auf delegierte Aufgaben warten. Im interkulturellen Kontext ist es besonders wichtig, auf differierende Organisationskulturen, Hierarchiestrukturen und daraus resultierendes Verhalten (auch der Vorgesetzten und der Personalführung) zu achten. Streng patriarchale, nationale beziehungsweise ethnische Kulturen, wie z. B. die Kulturen islamischer Länder, haben meist stark gegliederte Organisationsstrukturen mit vielen Hierarchiestufen. Das hat mit Religion zunächst nichts zu tun. Auch christliche Familien in diesen Ländern entsprechen diesen Vorgaben, deren spezifische Kodizes den Umgang regeln. Personen, die solche Organisationskulturen in der Familie, Schule und Betrieb gewohnt sind, haben es in flachen Hierarchien schwer. Das Gleiche gilt umgekehrt ebenso und Lehrkräften und Vorgesetzten in Deutschland fällt es oft schwer, sich Regeln, die in steilen Hierarchiestrukturen gelten, anzueignen.

In Ländern mit steilen Hierarchien gehen Lernende davon aus, dass die Lehrkraft das Sagen hat und bemächtigt ist, ihre Autorität in der jeweils üblichen Art konsequent durchzusetzen. Deshalb werden die Kinder und Jugendlichen alles dafür tun, ihren Respekt der Lehrkraft zu zeigen und ihr behilflich zu sein. Organisationen werden kulturell durch lokale, regionale und internationale Bedingungen und durch die Aufgaben und Ziele der Institution beeinflusst. Es ist auch wichtig, ob die Leitung vorgaben- und rollenentsprechend oder pragmatisch und situationsentsprechend handelt

Organisationskulturen in Familien

Organisationskulturen in Schule und Betrieb

und kurz- oder langfristig plant. Verhaltensweisen der Mitarbeitenden des Hauses regeln sich danach.

Kollektive Intelligenz = interkulturelles Kapital

Alles, was in einer Organisationskultur durch Menschen zusammenkommt, kann als kollektive Intelligenz beschrieben werden. Sie ist das interkulturelle Kapital, eingebettet in einer spezifischen Kultur. Je mehr Personen aus anderen Ländern dabei sind, desto vielfältiger ist die Arbeitskultur.

Beispiel: Pause – oder?
Ein irakischer Flüchtling klopft an der Bürotür einer deutschen Fachkraft. Er wird hereingerufen und öffnet die Tür. Er sieht den Deutschen über Akten vertieft und erblickt die Thermoskanne, eine benutzte Kaffeetasse sowie einige Äpfel auf dem Schreibtisch. Der Deutsche isst gerade ein Stück Kuchen. Sofort dreht sich der Araber um und geht, was den Deutschen wundert.
Was ist vorgefallen? Im Bild des Arabers scheint der deutsche Mitarbeiter zwar zu arbeiten, aber eigentlich Pause zu machen. Jemand, der Pause hat, soll nicht gestört werden. Arbeitet er, soll er nicht nebenbei essen. Kaffee oder Tee in kleinen Gläsern und andere Getränke werden üblicherweise in Büros in den orientalischen Ländern gereicht. Wer braucht dann seinen eigenen Kaffee? Deutsche, die solch ein Verhalten zeigen, werden zunächst einmal als eigenwillig und sonderbar angesehen, können sie doch zwischen ernsthafter Arbeit und Pause nicht unterscheiden.

Gute Beziehungen

Die meisten Menschen im Orient sind Leben und Arbeiten in steilen Hierarchien gewohnt. Sie legen, wie die meisten Menschen auf der Welt zuerst Wert auf eine gute Beziehung, um die man sich täglich neu kümmern muss. In zweiter Linie erst interessieren sie sich für das Thema beziehungsweise für die Aufgabe. Auch wenn sie die Hauptaufgabe der Organisation kennen, fühlen sie sich zuerst für die gute Beziehung zuständig.

> **Achten Sie dieses unterschiedliche kulturelle Verhalten. Auch wenn die Flüchtlinge den Tätigkeitsprozess überschauen mögen, erwarten Sie nicht, dass sie ihre Aufgaben selbstständig erledigen. Sie zeigen Macht und bekommen vor allem Respekt, wenn Sie in höflicher, aber bestimmter Weise die Tätigkeiten anordnen.**

Zum Vergleich noch einmal eine Aufstellung mit einigen tendenziellen Kultursignalen, die, wie schon öfter darauf hingewiesen, grobe Beschreibungen darstellen, denen Personen nie ganz entsprechen (◌ Tab. 7.5, ▶ Abschn. 4.3, ▶ Abschn. 7.9).

◘ Tab. 7.5 Ausgewählte Kultursignale (▶ Abschn. 4.3, ▶ Abschn. 7.9)

Quelle	Nordeuropa	Naher Osten, Afrika, Zentralasien	Südostasien
Hall (1981)	Monochronic	Polychronic	
	Low context culture	High context culture	
Hofstede (2001)	Individualismus	Kollektivismus	
	Niedrige Machtdistanz	Hohe Machtdistanz	
	Maskulinität	Feminität	Maskulin/feminin
Trompenaars und Hampden-Turner (2012)	Regeln/Gesetze	Beziehungen	
	Neutraler Ausdruck	Emotionaler Ausdruck	Neutraler Ausdruck
	Präziser Umgang mit Zeit	Flexibler Umgang mit Zeit	Zirkulierender Umgang mit Zeit
Lewis (2000)	Linear-aktiv	Multi-aktiv	Re-aktiv
Gesteland (2012)	Abschlussorientiert	Beziehungsorientiert	
	Beschränkt formell, reserviert	Formell, expressiv	Formell, reserviert

7.8 Zusammenarbeit mit Personen aus dem Nahen Osten und Nordafrika

In interkulturellen Training wird oft gefragt: „Muss ich mich der anderen Kultur anpassen? Oder müssen sich die anderen an uns anpassen?"

> Das Land, in dem man sich trifft, gibt das kulturelle Setting vor. Die anderen sind die Gäste und wer bleiben möchte, muss sich den Regeln des Landes anpassen.

„Dabei geht es um das Beobachten und Verstehenlernen des anderen Verhaltens und darum, dass dieses fremde Benehmen in die eigene Kommunikation integriert wird. Denken Sie daran: Auch Sie sind fremd für andere!" (Hecht-El Minshawi und Szodruch 2008).

Auch Sie sind fremd für andere!

Konkret bedeutet dies in der Zusammenarbeit mit muslimischen Flüchtlingen: In jeder Person, die in der islamischen Ethik aufgewachsen ist, setzen sich auch die regionalkulturellen Spezifika und die individuellen Begabungen und Fähigkeiten durch. Diese können sehr verschieden sein. Insofern ist, nehmen wir die Dimensionen von Lewis (2000), linear-aktive, multi- und re-aktive Kulturen, von einer kulturellen Vielfalt und von einem komplexen Verhalten

Kulturelle Vielfalt

muslimischer Personen auszugehen. Um Unterschiede erkennen zu können, sind unten einige Kriterien aufgelistet. Grundsätzlich vereint jede Person alle 3 Kulturdimensionen. Es gibt keine bessere oder schlechtere Dimension, nur eine ist meistens – je nach Region und kultureller Formung – stärker ausgeprägt.

- **Modell von Richard D. Lewis (Lewis 2000)**

Alle Menschen haben unterschiedliche kulturelle Merkmale:
- **Linear-aktive Persönlichkeiten** (meist rational veranlagt)
    - gelten als sachorientiert, erledigen ein Ding nach dem anderen;
    - werden beschrieben als kühl, logisch, zielorientiert, effizient, realistisch;
    - sind für Multi-aktive oft zu entschlossen.
- **Multi-aktive Persönlichkeiten** (oft emotional veranlagt)
    - gelten als personenorientiert, erledigen mehrere Dinge zur gleichen Zeit;
    - werden beschrieben als warm, gefühlsbetont, impulsiv;
    - sind für Linear- und Re-aktive oft zu chaotisch.
- **Re-aktive Persönlichkeiten** (häufig spirituell veranlagt)
    - gelten als dialogorientiert, setzen ihr Anliegen in Überein-stimmung mit anderen durch;
    - werden beschrieben als höflich, gefällig, harmonisierend;
    - sind für Linear-aktive gut integrierbar, für Multi-aktive oft zu indifferent, wenig einschätzbar.

Ideal wäre ein ausgewogenes Verhältnis der Kulturmerkmale. Ich empfehle Ihnen zur Selbsteinschätzung die Tabelle der häufigsten Merkmale von linear-, multi- und re-aktiven Kulturen selbst zu bearbeiten und auch Mitarbeitern oder auch älteren Schülern zu geben (Lewis 2000). Vergleicht man die Ergebnisse der Personen einer Gruppe, zeigen sich Ähnlichkeiten, aber auch Unterschiede, an denen man ablesen kann, wie anders die Anderen mit der glei-chen Situation oder Aufgabe umgehen.

Personen mit überwiegend:
1. **Linear-aktiven Kulturmerkmalen** bevorzugen:
    - Festgelegte Zeiten und Fristen, Aufgabenorientierung, sind materialistisch und individualistisch, Konkurrieren, Schnelligkeit (Zeit ist Geld!), Aktivität, Planen, Produk-tivität, linear-analytisches logisches Denken, Ehrlichkeit (Versprochen ist versprochen!), Trennung von Arbeit, Privatleben, Religion und Freizeitaktivitäten.
    - Motivation durch Geld und Karriereförderung.

▨ Typische Länder in dieser Gruppe sind z. B. USA, Kanada, Großbritannien, Australien, Neuseeland, Deutschland, Schweiz, Österreich, Schweden, Norwegen, Dänemark, Finnland, Niederlanden, Luxemburg, Belgien (Flämisch).

2. **Multi-aktiven Kulturmerkmalen** bevorzugen:

▨ Flexible Zeiten und Fristen (Zeit ist dehnbar), Beziehungsorientierung, Emotionalität, unterbrechen häufig, ausgeprägte nonverbale Kommunikation, diplomatische „Wahrheit", machen viele Dinge gleichzeitig, können gut improvisieren und mit Chaos umgehen.

▨ Motivation durch Erklärungen, Mitgefühl, Nähe und Verständnis, durch kollektive Aktivität, Zugehörigkeit, Teil einer Gruppe zu sein.

▨ Typische Länder sind z. B. arabische Länder, Afrika, Iran, Türkei, (Indien), Südeuropa und Frankreich, Russland und die lateinamerikanischen Kulturen.

3. **Re-aktiven Kulturmerkmalen** bevorzugen:

▨ Kollektivismus, Netzwerke, Gruppenzugehörigkeit sehr wichtig, Verpflichtungen der Gruppe gegenüber, wie z. B. Teilen von Information, Ressourcen, Kontakten und sogar Finanzen, Harmonie. Etwas geschieht, wenn die Zeit reif ist (heutzutage immer mehr lineare Einflüsse).

▨ Motivation durch Stolz, Vertrauen, kollektive Aktivität und „saving face", Fleiß, starke Familienorientierung, Höflichkeit, Respekt für Seniorität. Gute Zuhörer. Verzögerte Reaktion in Kommunikation.

▨ Typische Länder in dieser Gruppe sind China, Japan, Korea, Hong Kong und Singapur (auch lineare Elemente), Indonesien, Vietnam.

▪ **Wie agieren Personen, die diesen Kriterien entsprechen?**

In Deutschland beruflich erfolgreich zu sein heißt, zielgerichtet und effizient zu arbeiten. In zahlreichen interkulturellen Trainings wurde in der Selbstanalyse der biodeutschen (▶ Abschn. 2.3) Teilnehmenden bezüglich der 3 Lewis-Dimensionen oft festgestellt, dass viele von ihnen, obwohl sie an sich selbst die 3 Dimensionen möglicherweise relativ zu gleichen Teilen identifiziert haben, im Beruf hauptsächlich ihre linear-aktive Seite leben. Das hat zur Folge, dass multi- und re-aktive Anteile dieser Personen und in unserer Gesellschaft verkümmern. Alles, was verkümmert, stört die Balance und das Wohlbefinden. Je mehr in westlichen Industriekulturen linear-aktive Persönlichkeiten gefragt sind und sich im Betrieb dahingehend entwickeln (wollen und müssen), desto häufiger werden sie Probleme

Kulturmerkmale verkümmern

mit sich selbst haben. Anderseits ist es bei Reduktion ihrer multi- und re-aktiven Merkmale dann fraglich, ob sie gut mit Menschen können, die hauptsächlich diese anderen Bereiche leben.

Personen aus dem Nahen Osten und Afrika können in ihrer Persönlichkeit linear-aktiv, multi- und reaktiv gemischt sein. Das hat mit der Religion nichts zu tun. Arabische, west- und zentral-asiatische und afrikanische Frauen und Männer werden vorrangig als multi-aktiv eingestuft, südost-asiatische eher als re-aktiv. Aber jede Person kann dennoch anders geprägt sein.

Beispiel: Meeting in Kairo

Ein **deutscher** Professor, der als fakten- und ergebnisorientiert gilt und deshalb in der Universität in Ägypten verhandeln soll, trägt sein Anliegen direkt vor. Er strebt eine schriftliche Übereinkunft an, die auf Systematik und einer Agenda basieren soll. Mit diesen Eigenschaften gilt er als eine linear-aktive Persönlichkeit.

Die **ägyptische** Konrektorin hingegen möchte erst einmal ihren deutschen Gast kennen lernen, bevor sie über Berufliches redet. Sie ist gesprächs- und beziehungsorientiert. Ihr ist am Ende das gesprochene Wort wichtiger als ein schriftlicher Vertrag. Sie erzielt eine Absprache, die auf Sympathie ihrem Gesprächspartner gegenüber basiert. Mit diesen Eigenschaften wird sie eher als eine multi-aktive Persönlichkeit bezeichnet.

Der **indonesische** Kollege aber fällt durch indirekte Fragen auf. Er reagiert auf die anderen und integriert sich diskret. Er verhält sich kulturell so, dass er in der Verhandlung den richtigen Zeitpunkt abwartet, um sein Anliegen vorzutragen. Er achtet auf Stimmigkeit. Für ihn ist ein Vertrag dann erzielt, wenn er auf Harmonie basiert.

Personen aus christlichen (besonders protestantischen) Kulturen, die in Ländern der westlichen Moderne leben, sind oftmals sehr linear-aktiv. Je nach der Möglichkeit, wo und in welcher Rolle Sie diese Menschen treffen, entweder in Deutschland im Flüchtlingswohnheim, in der Schule oder im Betrieb oder wenn Sie im Nahen Osten oder Afrika unterwegs sind, können Sie über einige Punkte aus der folgenden Liste nachdenken und sie beantworten.

- ■ **Checkliste zur Vorbereitung auf die Zusammenarbeit mit Personen aus dem Mittleren und Nahen Osten und Afrika**

Fragen Sie sich selbst:

- ⚍ Wie linear-, multi- und re-aktiv schätze ich mich ein?
- ⚍ Verhalte ich mich während der Arbeit anders als privat?
- ⚍ Bin ich in der Begegnung hauptsächlich joborientiert?

- Lege ich großen Wert auf eine gute Beziehung zu meinen Geschäftspartnern oder ist mir die Sache (das Programm, das Projekt, das Produkt) wichtiger?
- Wie muss jemand sein, den oder die ich respektiere?
- Wie vermittle ich unsere Werte und die Regeln des Zusammenlebens in Deutschland?
- Welche Tabus gibt es hier und in islamischen Gesellschaften?
- Wie organisiere ich meine Autorität?
- Wie wird es sein, mit Personen des anderen Geschlechts distanzierter umgehen zu müssen? Was heißt für mich gleiche Chancen haben?
- Welchen Führungsstil bin ich gewohnt: freundlich, erreichbar, kooperativ oder formal und distanziert? Wie wird es mir gehen, wenn es anders ist?
- Wie löse ich meine Probleme? Individuell oder im Gespräch mit anderen?
- Bin ich gewohnt, Aufgaben gezielt, stringent und effizient zu erarbeiten und wie geht es mir bei anderer Art und Weise?
- Halte ich ein, was ich versprochen habe und erwarte ich das von anderen?
- Kann ich es aushalten, wenn Andere nicht ein Ding nach dem anderen erledigen oder immer wieder nach dem nächsten Schritt, der zu tun ist, fragen?
- Wie wird es mir gehen, wenn Abmachungen nicht schriftlich festgehalten werden, und kann ich vertrauen, wenn das mündlich-gegebene Wort mehr zählt?

Fragen für das Leben im Nahen Osten und in Nordafrika:

- Wie werde ich mich fühlen, in einer steil-hierarchischen Organisation einer islamischen Institution/Gesellschaft untergeordnet zu sein?
- Kann ich es akzeptieren, dass Andere über mich bestimmen?
- Kann ich mich dann zurückhalten, wenn ich eigentlich widersprechen möchte?
- Wie flexibel bin ich, wenn jemand meinen Zeitplan durcheinander bringt oder ich warten muss?
- Was heißt für mich verantwortlich sein und Verantwortung zu übernehmen?
- Werde ich Informationen zurückhalten, auch wenn Andere sie benötigen?
- Welche Form und Qualität der Beziehung muss ich haben, bevor ich Informationen weitergebe? Was motiviert beziehungsweise demotiviert mich?

- Bin ich es gewohnt, meine Meinung im Meeting zu sagen oder eher erst nach Aufforderung? Kann ich sie auch vor anderen vertreten?
- Was empfinde ich, wenn jemand während der Arbeit Witze macht?
- Wie wird es mir gehen, in einem Land zu leben, das viel lauter als das meine ist, in dem Menschen miteinander mehr, schneller und lauter sprechen, sich sogar oft unterbrechen?
- Kann ich es aushalten, wenn alle durcheinander reden?
- Was weiß ich über religiöse und gesellschaftliche Festtage in Deutschland, was vom islamischen Land?
- Wie wird es mir gehen, wenn ich mich nicht ausreichend verständlich machen kann, weil ich die Sprache noch nicht gut beherrsche und die Körpersprache nicht entschlüsseln kann?
- Was weiß ich über die Historie und Politik, über die gesellschaftlichen Modernitäten und über die soziokulturelle Prägung der Menschen in dem Land, auf das ich mich vorbereite?

■   **Fettnäpfchen lauern in jedem Land**

Sind wir in Deutschland mit unseren neuen Bürgern auch so tolerant?

Sind Sie in islamischen Ländern unterwegs, können Sie unendlich viele Kulturunterschiede feststellen. Manche davon werden von Reisenden häufig, versehentlich oder willentlich, missachtet. Sich kulturell ungeschickt zu verhalten, ist oft kein großes Problem, wenn man es hinterher einsieht und gegebenenfalls um Verzeihung bittet. Je nach Fettnäpfchen können Sie das humorvoll tun. Ausländerinnen und Ausländer genießen einen erstaunlichen Freiraum für all ihre Missgeschicke. Doch sie dürfen nicht oft vorkommen, sonst kann alles verspielt sein.

Elefant im Porzellanladen

Im Berufsleben ist das Risiko höher: Verhält sich eine Person immer wieder wie ein Elefant im Porzellanladen, kann sie ganz schnell ihr Gesicht verlieren oder dazu beitragen, dass auch einheimische Partner das Gesicht verlieren. Solche Kränkungen werden selten verziehen. Wenn deswegen der berufliche Ablauf gestört oder gar abgebrochen wird, kann das den Ruf der deutschen Seite immens beeinträchtigen und viel Geldverlust zur Folge haben. Interkulturelle Vorbereitungsseminare bieten die Chance, mögliche Fettnäpfchen zu erkennen um sie später zu verhindern.

7.9   Mahmoud aus Syrien

Mahmoud war mit seiner Frau Amira und den Kindern, Geschwistern, Eltern und Schwiegereltern von Aleppo nach Ägypten geflüchtet. Das war die erste Etappe. Nachdem Mahmoud dort keine Arbeit

finden konnte, entwickelte sich die Idee, weiter nach Europa zu
gehen. Eines Tages nahm Mahmoud, für Amira war es überraschend gekommen, ein wenig des Geldes, schwor ihr seine Liebe und
Sorge um sie und die Kinder und ging. Sie hatten mit den Eltern und
Schwiegereltern abgesprochen, dass er zuerst gehen sollte, dann sie
mit den Kindern folgen, und zuletzt würden sie ihre Eltern und jüngeren Geschwister nach Europa nachholen. So war es geplant. Und
so planen es viele, weil es ein bewährtes Konzept ist und so wird von
den meisten Personen, Familien und Gemeinschaften durchgeführt.

Mahmoud hatte ursprünglich vor, mit einem Boot nach Europa
zu kommen. Er wollte sich mit anderen Syrern zusammentun und
sich gemeinsam auf den Weg machen. Inzwischen hatte er mehrere
Männer kennengelernt, die eine größere Gruppe bildeten. Aber
Mahmoud traute nicht allen und wollte sich etwas mehr Zeit lassen,
herauszufinden, mit wem er wirklich reisen wollte. Vertrauen, so
schien ihm, war das A und O auf so einer beschwerlichen Tour.
Und ein paar Leute sollte man um sich haben, damit man sich notfalls helfen konnte.

Dann hörte er von diversen Überfällen und gekenterten Booten
und entschied, mit einer kleinen Gruppe Arabisch sprechender
Männer über die Balkanroute zu reisen. Amira sagte er nichts von
der Veränderung seiner Reiseroute. Er wollte Amira nicht beunru-
higen und schrieb ab und zu SMSs mit „Alles in Ordnung" oder „Ich
liebe Dich". In der 5. Woche nach seiner Verabschiedung von Amira,
sie waren schon weit weg, wurden die syrischen Männer überfallen
und bestohlen. Mahmoud hatte, weil es in Richtung des Gebirges zur
Türkei kühler wurde, seine beiden T-Shirts übereinander getragen
und zwei Hosen auch. Deshalb besaß er nun noch etwas mehr als
seine Kollegen, die ihre Bündel abgeben mussten. Das schlimmste
war, dass sie von nun an ohne Mobiltelefon waren. Mahmoud und
ein Kollege hatten noch etwas Geld übrig, weil es in ihren Schuhen
versteckt war, die anderen hatten alles verloren. Das wenige Geld
musste nun zum Reisen und Überleben der Gruppe reichen.

„Diese Monate waren grausam", resümierte Mahmoud die Flucht
von Ägypten über die Türkei, den Balkan nach Österreich. Einzelheiten mochte Mahmoud nicht erzählen. Nur diese: „Insgesamt
dauerte es viel länger, als wir dachten und war beschwerlicher und
teurer. Weil wir kein Geld hatten, konnten wir niemanden bezahlen, um uns mitzunehmen. Wir hatten keine Papiere mehr und die
Infos über meine Familie auf dem Handy waren auch weg. Deshalb
sind wir ausschließlich durch private Hinweise über kleine Pfade,
private Grundstücke und durch Wälder in das jeweils nächste Land
gekommen. Das dauerte sehr lang und immer wieder hatten wir
Angst, erwischt zu werden. Wir waren illegal." Er habe etwa 20 kg

Vertrauen, das A und O

abgenommen, berichtete Mahmoud und seine Kraft habe sehr nachgelassen. Manchmal ging es ihm physisch und psychisch sehr schlecht, den anderen auch. Abwechselnd war immer mal einer der Männer mutlos geworden und die Freunde mussten trösten. Und sprachen sich auf diese Weise selbst Trost zu. „Einer von uns verschwand, haute mit seinem Geld einfach ab. Wo der abgeblieben ist, wissen wir nicht. Dann waren wir noch zu viert."

Mahmoud berichtete, dass auch er längere Zeit darüber nachgedacht hatte, sein Geld zu nehmen und nur noch für sich zu nutzen. Er konnte aber nicht abschätzen, ob es für ihn reichen würde. Und die drei anderen hatten gar nichts mehr. Sie würden verrecken, hatte er sich immer wieder gesagt. Sie blieben zusammen und überlebten, weil sie Obst und Gemüse auf den Feldern fanden und ab und zu ein Huhn klauten. Ein paar Mal gelang es ihnen, als Erntehelfer auf einem Bauernhof zu arbeiten und sich mal wieder satt zu essen und auf einer Matratze oder auf einem Sack mit Stroh zu schlafen. Dann sammelten sie Brotreste, auch wenn sie hart waren. Unterwegs gab es immer wieder Wasser aus Quellen oder in Seen, worin sie das Brot tauchen konnten. Öfter wurden sie von einem Bauern ein Stück weitergefahren oder auch zu einem anderen Bauern gebracht. „Die Bauern waren nett. Sie brauchten Helfer und wir waren zur richtigen Zeit am richtigen Ort. Das war unsere Rettung." Schließlich waren sie in Österreich angekommen und hatten sich offiziell gemeldet. Niemand wollte den vier Männern aus dem Wald glauben, denn ihre Fluchtgeschichte klang sehr außergewöhnlich.

▪ Mahmoud hat's geschafft

Mahmouds Glück war, dass Amira seinen Namen und sein Geburtsdatum und einige Fakten aus ihrem Leben bereits bei der Meldebehörde angegeben hatte. Als der junge Syrer über seine Frau sprach, konnte im Computer ihr Name in einem Übergangswohnheim in Norddeutschland gefunden werden. Nun soll geklärt werden, ob die Geschichte von Amira und Mahmoud unter dem Stichwort „Familiennachzug" behandelt wird und sie am gleichen Ort leben können oder ob sie sich als zwei separate Flüchtlinge je 3 Jahre in Deutschland aufhalten dürfen. Dann aber getrennt. Die beiden sind, und die meisten anderen Flüchtlinge auch, rational handelnde Personen, die für sich verantwortlich sein möchten. Und so nutzen sie ihre Netzwerke, um an Informationen zu kommen und Verwandte und Freunde zu kontaktieren.

Amira und Mahmoud

Es dauerte einige Tage, bis Mahmoud über Recherchen bei Freunden Amiras Telefonnummer ausfindig machen konnte. „Wer kennt all die wichtigen Nummern auswendig und hat sie nach langer Flucht noch im Kopf?" fragte mich Mahmoud. „Ich hatte sie dem

Mobiletelefon anvertraut – und verloren. Jetzt bin ich sehr froh, dass ich Amiras Nummer wieder habe. Gleich werde ich sie anrufen. Vielleicht sind wir als Familie bald wieder zusammen und können unser neues Leben planen." „Ja, hoffentlich habt ihr beide die Kraft dazu und die Behörden lassen euch zusammenkommen." Der abgemagerte Mann konnte nicht ahnen, was ihm Amira berichten wird.

7.10 Resümee für Helferinnen und Helfer in der Migrationsarbeit

Es gibt viele Unterschiede zwischen islamisch-orientalischen und christlich-westlichen Ländern. Vor etwa 60 Jahren war die Situation noch anders: Während Deutschland sich in den 1960er-Jahren von manchen Konventionen befreit und modernisiert hat, sind islamische Länder konservativer geworden. Große Differenzen werden nun deutlich und müssen durch rechtliche Vorgaben und mit Interkultureller Kompetenz überbrückt werden. Die Personen, die den wortgetreuen und unreflektierten oder auch den Mainstream-Islam vertreten, werden es in Deutschland mitunter schwer haben.

> Ein guter Weg zur Integration wäre eine angemessene Auseinandersetzung mit dem Islam im Kontext der deutschen oder europäischen Lebensbedingungen. Wenn aber Flüchtlinge nicht wissen, ob sie bleiben können, werden sie sich dieser Aufgabe wenig stellen.

Nach einer gewissen beiderseitigen Anspannung könnten wir davon ausgehen, dass die Erfahrungen mit Flüchtlingen uns anregen und bereichern werden. Auch wenn es derzeit Unruhen gibt, weil sich in der Gesellschaft etwas verändert, werden wir in einigen Jahren feststellen, wie positiv anders unser Land geworden ist.

7.11 Zusammenfassung

Wir alle stehen vor einer großen Herausforderung. Zuerst sollten wir trotz aller Probleme, die wir haben, positiv an unser gemeinsames Gesellschaftsprojekt herangehen. Warum sind wir so mutlos geworden? Manchmal kommt es mir vor, als ob die Flüchtlinge zuversichtlicher sind, als wir selbst. Die meisten möchten in unserer Gesellschaft nach unseren Regeln aufgenommen werden. Sie wünschen sich Arbeit und Chancen für ihre Kinder. Dass sie mit „Arbeit haben" etwas anderes verbinden als wir, diese Erklärung kann dieses

Buch an dieser Stelle nicht leisten. Wenn es aber gelingt, die Flüchtlinge erfolgreich in Bildung und längerfristig in Arbeit zu integrieren, wird Deutschland ein Land werden, das fit für die Globalisierung und für die Weltwirtschaft ist, wie kein anderes.

Literatur

Bundesministerium für Soziales (2016) Pressemitteilung. Das neue Integrations-
    gesetz. http://www.bmas.de/DE/Presse/Meldungen/2016/Integrationsgesetz.
    html. Zugegriffen: 13.07.2016
Edenhofner A (2014) Was unterscheidet sie? Sendebeitrag des Bayrischen Rund-
    funks vom 08.10.2014,, http://www.br.de/fernsehen/ard-alpha/sendungen/
    punkt/syrien-fluechtling-asylbewerber-100.html. Zugegriffen: 13.07.2016
Gesteland RR (2012) Cross-Cultural Business Behavior. Copenhagen Business School
    Press, Denmark
Gysi G (2016) Die Angstmacher. Wie gefährlich sind Deutschlands Populisten?
    https://www.youtube.com/watch?v=Tf6mZfaLMyU. Zugegriffen: 13.07.2016
Hall E (1981) Beyond Cultures. Anchor Books, New York
Hecht-El Minshawi B, Szodruch M (2008) Weltweit arbeiten. Gut vorbereitet für Job
    und Karriere im Ausland. Redline, München
Hofstede G (2001) Culture's Consequences: Comparing Values, Behaviors, Instituti-
    ons and Organizations Across Nations. 2nd Edition. SAGE Publications, USA
Hofstede G (2010) Cultures and Organizations: Software of the Mind. McGraw-Hill,
    USA
Lewis RD (2000) Handbuch internationale Kompetenz. Mehr Erfolg durch den richti-
    gen Weg mit Gesprächspartnern weltweit. Campus, Frankfurt a. M.
Mole J (2003) Mind Your Manners: Managing Business Cultures in the New Global
    Europe. Edition 3. Nicholas Brealey Publishing, UK
Trompenaars A, Hampden-Turner Ch (2012) Riding the Waves of Culture: Understan-
    ding Cultural Diversity in Global Business. Nicholas Brealey Publishing, UK

Gedanken zum Schluss

© Springer-Verlag GmbH Deutschland 2017
B. Hecht-El Minshawi, *Muslime in Alltag und Beruf*,
DOI 10.1007/978-3-662-53375-8_8

Wer sich selbst und andere kennt,
wird auch hier erkennen:
Orient und Okzident,
sind nicht mehr zu trennen.
Sinnig zwischen beiden Welten
sich zu wiegen, lass ich gelten;
also zwischen Ost und Westen
sich bewegen, sei's zum Besten!
(Johann Wolfgang von Goethe)

Alle Menschen sind verschieden

Was ist europäische Kultur? Aufklärung, Christentum, Humanismus etwa? Was zeichnet uns aus? Arbeitswille gar oder Menschenrechte? Wie ist unsere Kultur zu beschreiben? Wie die der islamischen Völker in den verschiedenen Regionen der Welt?

8.1 Christen leben im Morgenland, Muslime im Abendland

Kulturelle Spezifika von Menschen einer Region zu beschreiben ist problematisch, weil jede Zuordnung ein ideologisches Bild ergibt, das stets nur in gewisser Weise stimmt. Geografische Grenzen stimmen mit religiösen, ökonomischen und politischen Systemen und deren Grenzen nicht überein. Nicht nur Muslime und Christen kommen ins Abendland auch Christen und Muslime reisen ins Morgenland.

Europäische Spuren prägen längst das Leben vieler Menschen auf der Welt und sei es auch nur in ihren Visionen. Europäer halten in orientalischen Ländern Ausschau nach erfolgreichen Geschäften, Muslime und Christen aus dem Orient gehen nach Amerika, Australien oder Neuseeland und suchen dort nach Glück und Heimat. Wieder andere kamen schon vor langer Zeit zu uns und haben längst unser Leben beeinflusst. Jetzt kommen neue Menschen, darunter viele Muslime, die hier Frieden und eine Lebensveränderung suchen. Auch sie werden unser Land verändern und bereichern. Und auch sie werden etliche Spuren europäischer Kultur in ihre Heimatregion bringen.

> Die Integration von Flüchtlingen und Einwanderern ist eine Herausforderung und politisch und strategisch eine große Aufgabe, weil wir Platz für 300.000 Schüler und Schülerinnen und 25.000 Lehrkräfte benötigen und 200.000 Lernplätze für Flüchtlinge in Integrationskursen. Dazu

kommen jährlich 400.000 Sozialwohnungen, die gebaut werden müssen. Gigantisch!

Und es ist interkulturell ein spannender Prozess, auf den ich sehr neugierig bin und der seine Früchte tragen wird. Unter den Einwanderern und Flüchtlingen haben wir es mit einer Mehrheit von Muslimen zu tun. Deshalb möchte ich zum Schluss noch einmal kurz aufzählen, was vielen von ihnen von Bedeutung ist.

- **Der Islam bestimmt das Leben der Muslime.**
  - Muslime denken und handeln im Kontext der Gemeinschaft (der Familie, der Binnengruppe, der Moscheegemeinde, der Kollegenschaft und so weiter).
  - Angestellte werden alles tun, sich unterzuordnen und keinen Konflikt zu haben.
  - Älteren Männern (auch Frauen) wird Respekt gezeigt, sie fordern und genießen ihn.
  - Religionen sind hierarchisch streng geordnet. In islamischen Gesellschaften wird auf die strikte Einhaltung der steilen Hierarchie in Organisationen geachtet. Dies ist auch der Maßstab der meisten Muslime, mit denen Sie als Vorgesetzter und Angestellter zu tun haben.
  - Muslime praktizieren ihre religiösen Rituale auch während der Arbeitszeit (Pflichtgebete, Waschungen, Ramadan).
  - Gläubige Muslime bestehen auf der Wahrhaftigkeit ihrer Religion und der Religionsvertreter, z. B. in den Moscheen.
  - Kismet ist ein den Menschen zugeteiltes Los des Glücks oder Unglücks und bestimmt das Handeln. Daraus entwickelt sich in konservativen Kreisen Fatalismus.

Wir sollten uns Gedanken darüber machen, was uns verbindet, nicht was uns trennt. Das wäre ein Schritt zur gegenseitigen Integration. Doch immer mehr Menschen in Deutschland denken darüber nach, wie anders die Anderen ticken, beziehungsweise wie anders wir selbst sind. Manche sind davon überzeugt, dass die Art und Weise, wie wir unser Leben zwischen Männern und Frauen und Alten und Jungen gestalten, wie wir unsere Schul- und Ausbildungen und Arbeitsbereiche aufgebaut und unser Rechtssystem geschaffen haben, sich bewährt hat: Warum sollte man sich dann auf Andere einstellen, die eher von uns lernen könnten? Andererseits verbrachten in den letzten Jahrzehnten Hunderttausende Deutsche jährlich ihren Urlaub in islamischen Ländern, denn die finden wir exotisch, kulturell reich und traditionsbewusst. Wer hatte sich dabei um die

Was verbindet uns?

Korruption im Lande gekümmert, um Despoten, die der Bevölkerung Schaden zugefügt und Kriege eingeleitet oder zugelassen haben? Der Islam erscheint für viele Nicht-Muslime undurchsichtig, geheimnisvoll, bisweilen brutal. Besonders in diesen Zeiten der Veränderungen im Nahen Osten und im Maghreb.

> ❯ Auch wenn Kulturen dynamisch sind, verändert sich Verhalten, normalerweise und ohne Katastrophen kaum oder nur sehr langsam, weil Gewohnheiten und Überzeugungen die kulturelle Basis und die Identität ausmachen.

Mentalität ändert sich nur langsam

Richard Lewis (2000) geht davon aus, dass es zwar geschichtlich relativ schnell auch zu gewaltigen Veränderungen kommen kann, wie etwa wenn Krieg ausbricht oder Umweltkatastrophen geschehen, aber die individuellen Lebensüberzeugungen kaum beeinflusst werden. Im Gegenteil: In der Not (durch Krieg, Hunger, Flucht, Neubeginn) können sie sogar gefestigt werden. „Die Mentalität ist das, was sich am langsamsten ändert", schreibt Jacques Le Goff (1987). Das kennt jede Person von sich selbst. Wir sollten also in der Zusammenarbeit mit Personen aus dem Nahen Osten und Nordafrika nicht davon ausgehen, dass weder sie generell noch wir uns gravierend verändern. Viele Migrantinnen und Migranten aus früheren Generationen sagen: „Wir spüren innerlich keine Veränderung, auch wenn wir westlich gekleidet sind und uns Luxusgüter aus dem Westen leisten. Wir müssen auf unsere Identität aufpassen." Trotzdem übernahmen sie die Regeln, die hier gelten, wenn sie sie verstanden und zu akzeptieren gelernt hatten. Das den neuen Eingewanderten zu vermitteln, ist unsere Aufgabe.

- ■ Gemeinsam eine Brücke bauen
- ❯ Wenn es uns bei einer Begegnung gelingt,
  - ▬ die Unterschiede zu erkennen,
  - ▬ sie ohne Bewertung zu akzeptieren,
  - ▬ sie aus einer anderen Perspektive zu sehen (Reflexion, Umbenennung),
  - ▬ sich mit der jeweils anderen Kultur ernsthaft im Sinne von gemeinsamen Interessen und Zielen auseinander zu setzen,
  - ▬ in der Begegnung damit zu „spielen" („In den Schuhen der anderen laufen zu lernen", indianische Redensart),

wird sich eine interkulturelle Brücke bilden. Flüchtlinge und Migranten in Deutschland und auch wir, die wir mit ihnen leben und arbeiten, werden es leichter haben, sobald sich alle in den jeweils „fremden Schuhen bewegen können".

8.2   Meinungsbilder aus einer Diskussion

Zum Ende nutze ich einige Zitate aus einer Diskussion mit mehreren Personen. Sagt die eine:

„Deutschland steht auf dem Kopf. Es scheint, als hätte uns politisch, sozial, ökonomisch und ökologisch gesehen eine globale Katastrophe erreicht und wir alle und unsere Politiker und Wissenschaftler sind ratlos und wissen nicht, damit umzugehen."

Und die anderen ergänzen:

„Schluss mit dem Negativ-Geschwätz! Es ist eine Hysterie ausgebrochen, als ob Deutschland vernichtet werden könnte durch die Menschen, die zu uns kommen wollen. Die Gegner verbreiten Angst, in dem sie Feindbilder kreieren."

„Das ist lächerlich bei 16 Mio. Personen mit sogenanntem Migrationshintergrund, die zu einem großen Teil die deutsche Staatsbürgerschaft haben oder hier geboren sind. Sie sind nicht mehr Ausländer, Migranten oder Flüchtlinge. Sie sind Deutsche!"

„Jetzt kommen wieder Flüchtlinge. Die meisten der Erwachsenen sind starke Persönlichkeiten. Sie tragen jeweils ihren individuellen Fluchtgrund und ihre eigene Geschichte zu uns und treffen hier auf Menschen, die Teil der sogenannten Willkommenskultur geworden sind, ob sie so bezeichnet werden wollten oder nicht. Dennoch: Empathie ist oft eigennützig. Sie gibt uns ein gutes Gefühl."

„Die Flüchtlinge erzwingen eine Veränderung in unserem Leben, allein deshalb, weil sie hier sind, und sie künden somit unsere Zukunft an. Wir müssen uns mit Themen beschäftigen, die wir überwunden glaubten, wie etwa Männermacht und Frauenbild oder Themen, an die zu denken, ungemütlich ist, wie z. B. die lokale, regionale, europäische und weltweite Verteilung von Macht und Ressourcen."

„Flüchtlingskatastrophen sind nichts Neues, sie begleiten uns seit Jahrzehnten und sind durch uns gemacht. Solange ich denken kann, heißt es: So kann es nicht weitergehen! Aber es ging leider immer weiter so, denn wir profitieren davon."

„Es ist davon auszugehen, dass unser kapitalistischer Lebensstil fortlaufend und systematisch ein Wirtschaftssystem fördern wird, das immerzu strukturelle Ungleichheit bedingt. So ist das System."

„Unsere eigennützige Politik verbündet sich mit Kapitalisten und Machthabern in den Ländern, die uns nützlich sein können. Sie fördert Ungerechtigkeit, erzeugt Spannungen zwischen den Völkern, spitzt unterschiedliche Interessen zu, zerstört Gemeinschaften und Landstriche und entfacht Kriege."

„Der Untergang oder das Aufblühen Europas zeigt sich in den Ländern, aus denen jetzt die Menschen fliehen, weil wir Despoten unterstützt und unser Interesse an kapitalistischer Wirtschaft durchgesetzt und dazu beigetragen haben, die staatlichen Strukturen und ganze Landstriche zu zerstören."

„Wir werden es mit Herausforderungen zu tun haben, Menschen, die aus dem Irak, aus Syrien, Afghanistan und anderen Ländern geflüchtet sind, im Ausbildungs- und Arbeitsmarkt zu integrieren und wir werden es mit Frauen aus diesen Ländern zu tun haben, die gleichzustellen sind."

„Ich wünsche uns allen, dass es gelingen möge, mit Diplomatie und Interkulturalität eine neue Lebensordnung für den Orient zu schaffen, in der wir Despoten nicht unterstützen, ihnen keine Waffen verkaufen und die Güter, die wir aus anderen Ländern beziehen, fair handeln und bezahlen. Im Grunde betrifft das nicht nur die Kriegsländer, sondern es betrifft uns alle in allen Ländern. Wir brauchen eine neue ökonomische und ökologische Weltordnung."

„Das schaffen wir, wenn wir uns nicht von den Negativ-Schwätzern beeinflussen lassen. Warum sollte uns das nicht gelingen? Lasst uns nach vorne schauen und zuversichtlich sein!"

8.3   Zusammenfassung

Flüchtlinge, Exilanten und Zuwanderer, wie man sie auch nennen mag oder sie sich selbst bezeichnen, sind Migranten. Sie benötigen Schutz, eine neue Bleibe, möchten ihr Leben neu gestalten. Dazu brauchen sie Hilfe vom Gastland, Informationen und gemeinsame Interaktionen, um gesellschaftlich am Gemeinwohl teilzuhaben. Dazu ist reichlich Geduld auf beiden Seiten nötig. Wovor haben viele Menschen hier Angst, wenn sie es mit Geflüchteten zu tun haben, die Deutschland mit seinen Regeln schätzen und mit hoher Arbeitsmotivation ihr Leben organisieren möchten, die mit einem Wertesystem leben, von dem auch wir etwas lernen könnten, wie z. B. den Zusammenhalt der Familie.

Integration heißt weder uns zu vernichten noch Zwang zum Aufgeben der Identität der Flüchtlinge und Migranten und ist kein Umerziehungsprogramm. Integration ist keine Einbahnstraße und braucht Zeit, die verschiedenen Erfahrungen und Kulturen für ein gemeinsames, buntes und interessantes Puzzle unserer Gesellschaft zur Verfügung zu stellen.

Doch wenn es in unserer kapitalistischen Gesellschaft zuerst darum geht, wie wir unsere Glücks- und Sinnerfüllung durch das Vermehren unseres persönlichen Wohlstandes erreichen, werden wir Fremde, die zunächst vom Staat abhängig sind und auch Bürgerhilfe benötigen, schnell als Störenfriede, die uns was wegnehmen könnten, empfinden. Denn je mehr Wohlstand, Reichtum und Wahlfreiheit in Bildung, Ausbildung und Berufstätigkeit, umso individualistischer und ängstlicher entwickeln sich die Menschen und desto mehr kümmern sie sich um sich.

Bei der Integration von Flüchtlingen und Migranten geht es um eine staatsbürgerliche Aufgabe. Und zum staatsbürgerlichen Engagement muss man erzogen worden sein, Vorbilder, Zuversicht und Visionen haben. Das zeigen die vielen freiwillig Tätigen, die Hilfestellungen geben, dass sich die Fremden im Dschungel des sozialen Lebens zurechtfinden und längerfristig unsere pluralistische Gesellschaft bereichern werden.

Literatur

Le Goff J (1987) Eine mehrdeutige Geschichte. In: Raulff U (Hrsg) Mentalitäten – Geschichte. Zur historischen Rekonstruktion geistiger Prozesse. Wagenbach, Berlin

Lewis RD (2000) Handbuch internationale Kompetenz. Mehr Erfolg durch den richtigen Weg mit Gesprächspartnern weltweit. Campus, Frankfurt a. M.

Serviceteil

© Springer-Verlag GmbH Deutschland 2017
B. Hecht-El Minshawi, *Muslime in Alltag und Beruf*,
DOI 10.1007/978-3-662-53375-8

Stichwortverzeichnis

.

Printed in the United States
By Bookmasters